암 환 우 들 의 희 망 메 세 지 · 일 반 인 의 건 강 지 침 서

암을 다스리는 한의학

김경택 지음

군자출판사

암을 다스리는 한의학

첫째판 1쇄 인쇄 2015년 5월 20일
첫째판 1쇄 발행 2015년 6월 01일

지 은 이 김경택
발 행 인 장주연
출 판 기 획 오제훈
편집디자인 유현숙
표지디자인 김민경
발 행 처 군자출판사
등록 제 4-139호(1991. 6. 24)
본사 (110-717) 서울특별시 종로구 인의동 112-1 동원회관 BD 6층
전화 (02) 762-9194/5 팩스 (02) 764-0209
홈페이지 | www.koonja.co.kr

ISBN 978-89-6278-983-6
정가 15,000원

암을 다스리는 한의학

김경택 지음

서문(序文)

세 명 중 한 명은 암으로 죽는다는 통계는 현실이다. 그래서 우리 생명을 위협하는 암에 대한 정보와 지식은 곧 건강을 챙기는 일이다. 특히 암으로 투병하는 환우분들과 보호자들에게는 암에 관한 공부가 선택이 아니라 필수이다.

암을 한의학으로 이해하고, 암을 알아야 암을 극복할 수 있다는 생각으로 정리하였다. 특히 체질 음식의 중요성을 예를 들어 강조했는데, 암 환우뿐만이 아니라 일반인들에게도 건강서라 여겨진다. 한의학은 맞춤의학으로 개인별, 체질별 음식과 한약이 있기 때문이다.

또한 항암 효과로 알려진 많은 식품, 약재 등의 허실을 생각해 볼 기회를 가졌다. 잘못 알려진 의학 정보로 한 생명이 치료시기를 놓치는 매우 어리석은 잘못을 범하지 말자는 경고를 알리고 싶었다. 그리고 검증되지 않은 항암제의 사용에 신중하자고 많은 부분 할애하였다. 면역력을 증진시키는 홍삼이, 항암효능의 항암제가, 암을 진단하는 방사선 진단장비 등이 암을 유발하고 촉진할 수 있다는 매우 심각한 고민도 담았다.

세계적인 암전문 의료기관인 미국의 MD앤더슨 병원 등에서 암환자에게 침을 놓고 항암 한약재를 처방하고 효과를 나타내는 현실은 충실한 법고창신(法古創新)이다. 이제 한의학이 암을 치료하는 과정에서 효능을 나타내는 것은 그리 새로운 소식이 아니다. 한의학과 한약이 암을 이해하고 다스리는데, 그 연구와 임상이 이제 시작에 불과하다. 자연관에 근간한 한의학이 암을 극복하는데 중추적인 역할을 할 것으로 기대해 본다.

현대 최고 본초서적인 중화본초(中華本草)와 중약대사전(中藥大辭典)에 수록된 우리나라에 유통되는 항종양 효능이 있는 150여종의 한약재를 소개하였다. 새로운 항암효능의 한약재를 연구하는데 지침서가 되리라 기대해 본다. 항암효능이 있는 단일 약재도 총망라하였다. 항암 한약재를 정리하는데 감수를 맡아준 원광대학교 한의과대학 본초학교실 송호준 교수에게 감사한 친구의 우정을 전한다.

암을 공부하면서 얻은 지식이 있다. 이제 암은 두려움의 대상이 아니라 질병 중 하나일 뿐이다. 우리들 마음 속에 선과 악이 있듯이 인체에는 건강을 유지하는데 필요한 정기(精氣)가 있고, 질병을 유발하는 사기(邪氣)가 있다. 암세포는 이 사기에 불과하다. 좀 까다롭지만 우리 인체는 암과 공존하며 살아갈 수 밖에 없는 숙명 같은 것이 있다. 암을 암세포 국소질환으로 보지 말고, 전신질환으로 관찰하고 전인적인 치료를 해야 한다. 그래서 암의 발생을 예방하고, 생성된 암의 전이를 억제하고 잘 달래며 살아가는 지혜를 갖자는 것이다. 그 지혜를 체질 음식 등 한의학이론과 한약재를 통해 얻을 수 있다는 희망을 소개하고 싶었다.

차츰 치료율이 높아지고 있지만 아직 난치의 질병일 수 밖에 없는 암을 한의학을 통해 극복해 보자는 의지와 희망을 담았다. 한의학을 통해 암을 극복할 수 있다는 신념이 출간의 동기이며 목적이다. 본 서적을 통해 암으로 고통받는 분들과 그 고통을 나눌 수 있기를 바라며 새 봄을 기다려 본다.

饗寂室에서 東溪 金 勁 宅

저자 소개

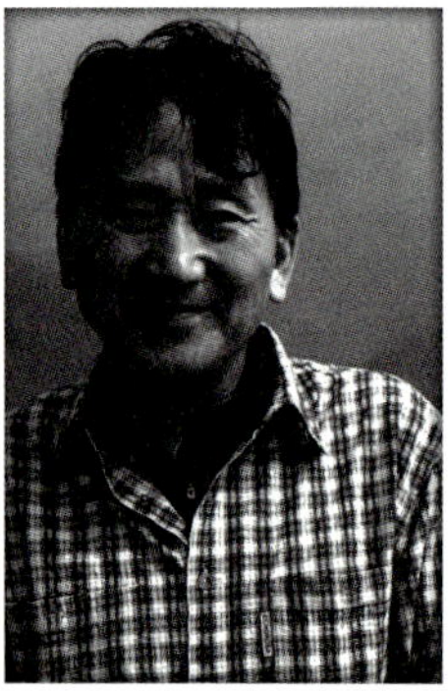

響寂室에서 東溪 金 勁 宅

전북 김제 원평에서 태어나 고향에서 중학교까지 마치고,

익산 남성고등학교를 졸업하고, 원광대학교 한의대를 나와 한의사가 되었고, 경희대학교 대학원에서 한의학 석사. 박사 학위를 취득하였다.

1986년 서울 강동구 천호동에서 [김경택한의원]을 개원하여 문턱 낮은 진료공간을 마련하였다.

그 동안 '강동구 한의사회장' 과 '원광대학교 한의과대학 동문회장' 을 역임했다.

학회는 '형상의학회' , '척추진단교정학회' , '대한암한의학회' 정회원으로 활동하고, 원광대학교와 가천(경원)대 한의학과 외래교수를 지냈다.

자연에 근간한 '농학과 한의학의 만남' 을 위해 한국방송통신대학교 농학과에 편입학하여 '유기농업기사' 를 취득하고 2014년 졸업했다.

평소에 지리산 종주 산행과 히말라야 트레킹을 통해 자연을 가까이하고,

산사를 찾아 석탑의 울림과 풍경소리를 보는 시간을 즐긴다.

글쓰는 일은 진료의 연장이라 생각하여 장편소설 「물고기는 증류수에서 살 수 없다」와 산문집 「건강 365일 - 한의학 여행」을 출간했다.

A picture by Yook Keun Byung

목차(目次)

목차(目次)

6. 암의 예방과 치료

7. 항암효능 한약

01

암의 한의학적 고찰

癌

1. 암의 한의학적 고찰

1) 암의 역사

언제부터 암이 우리 인간을 괴롭혔을까?

1990년 미네소타 대학교의 아서 아우프더하이더 교수가 바짝 마른 무덤을 찾았는데 한 여성의 미이라의 팔에서 '둥근 덩어리' 를 발견하였다. 덩어리 주위로 피부가 놀라울 정도로 잘 보존되었는데 의심할 나위 없이 악성 뼈종양, 즉 뼈육종이었다. 그 미라는 1,000년 전의 것이었다.

그 이전의 미라에서도 종양 덩어리는 발견되었는데 서기 400년경 이집트 다클레에서 나온 복부암이 암 역사의 흔적을 남겼다. 또한 알렉산드로스의 지하묘지에서 골반 뼈에 종양이 침투한 2,000년 된 이집트 미라를 발견했다. 아프리카 남동부에서 풍토병처럼 나타난 특이한 형태의 림프종 징후(종양이라고 검증되지 않았지만)를 가진 200만년 전의 것으로 추정되는 턱뼈를 발견했다. 그 발견이 악성 종양의 흔적이라면 암은 현대 질병이 아닌 가장 오래된 질병일 가능성이 아주 높다(싯다르타 무케르지저, 암:만병의 황제의 역사).

아무튼 암이 인체에게 고통을 주고 마침내 치사의 원인이 된 것은 아주 오래 전부터의 일이다. 요즘 현대 사회에서 과학의 발달로 종양 덩어리가 초음파, MRI,

조직검사 등으로 양성, 악성으로 구분하여 암을 확진하는데, 그 먼 옛날에는 이런 검사과정이 없었지만 악성종양인 암이 존재했던 것 이다. 그리고 그 암과 인류와의 전쟁은 총성이 멈추지 않는 진행형 사건이고 번번이 인간이 패잔병이 된다는 비참한 현실이다.

동양의 암의 역사, 치료는 언제 부터였을까?

기원전 3~5세기 서적으로 추정된 [황제내경]에 암에 대한 기록이 나온다. 암(癌)이라는 용어가 아닌, 암에 대한 한의학적인 병명으로 많이 수록되어 있다. 오래전 동의보감의 저자 허준의 일대기를 텔레비전에서 인기리에 방영했는데 수술장면이 나오는데 질병이 반위(反胃)였다. 이 반위가 요즘 위암에 해당하는 병이고, 암을 한의서에서는 적취, 징가, 열격, 석류, 장담, 석가 등으로 수록하고 있다. 암이라는 병명은 12세기에 발간된 동헌거사가 쓴 위제보서에 처음으로 기록이 나온다. 그 당시 주례(周禮)시대에 내과의에 해당하는 질의(疾醫), 영양 식사 전문하는 식의(食醫), 수의사에 해당하는 수의(獸醫), 그리고 양의(瘍醫)가 있었다. 이 양의가 종양을 주로 취급하는 외과의사에 해당된다. 전문의사로 분리하여 진료했다니 그 당시 수준 높은 의료 정책을 알 수 있다.

우리나라는 1543년에 치종의(治腫醫) 명칭이 등장하고 1603년에 암을 전문 치료하는 치종청(治腫廳)이 설치되었다는 기록이 있다.

이처럼 암은 오래 전에 우리 인류와 같이 했으며, 지금도 암을 정복하지 못한 채 연구가 진행중이다. 인류와 질긴 인연인 암의 역사는 오랫동안 지속될 것 이다.

2) 암의 한의학적 이해

사실 한의서에 암이라는 표현은 거의 찾기 어렵다. 암은 서양의학적인 질병명이기에 한의학적인 용어는 다르게 표기 하였다.

그러면 암은 한의학에서 어느 범주, 어느 용어에 해당하는가?

첫째 적취(積聚)라 했고, 둘째 어혈(瘀血)에 해당하고, 셋째 궐(厥)이 요즘 암에 해당하는 병명이다.

(1) 적취(積聚)

적취는 기혈이 머물러 움직이지 못하고 오래 머물면 적(積)이 생긴다고 하였다(血氣稽留不得行 故宿昔而成積矣/素門 擧痛論).

적은 인체에 생긴 정상조직이 아닌 비정상적인 이물질 덩어리(mass)를 말하여 요즘 암에 해당하는 병명이다. 할머니들이 한의원을 찾아 베드에 누워 배를 올려 뱃속에 '적 덩어리' 가 있어 가슴이 치밀고 소화가 안된다고 하소연하는데 그 때 적(積)이다. 뭉친 덩어리가 모두 암은 아니지만 요즘 말하는 '악성 종양' 이 바로 암에 해당된다. 암세포가 정상 조직을 파괴 침범해 암 덩어리를 만들어 종양이 형성되어 한방에서는 적(積)이라 표현한다.

특히 몸이 냉하고 소화기 기능이 약한 여성들에게 아랫배가 뭉치는 경우가 있는데 이 또한 적(積) 이지만 대개의 경우 양성으로 암은 아니지만 만성이 되면 악성으로 변해 암이 될 수 있다. 그래서 적(積)은 정상 조직 이외의 병적인 뭉친 이물질 덩어리를 의미해 요즘 암에 해당된다.

'적 덩어리' , 위암 환자의 경우 상복부에 적 덩어리가 만져진다. 유방암은 우선 가슴을 촉진하여 적 덩어리가 발견 되면 초음파검사, 유방확대촬영, 조직검사를 통해 확진한다. 이처럼 적 덩어리가 촉진되면 대개 초기 암이 아니고 진행된 상태로 생명이 위험할 수 있다. 촉진으로 적이 만져지면 대개 3기암 이후로 예후가 좋지 않은 상태이다.

그래서 과거에는 적으로, 암이 사인(死因)이 되는 경우가 많았을 것 이다. 요즘은 조기 진단하여 치료가 용이해져 다행이지만 옛날에는 적이 커진 후에 발견하여 치료시기를 놓쳤을 것 이다.

그래서 한방에서는 암을 치료하는데 이 적을 풀어주는 방법을 사용한다. 적이 생긴 원인을 찾아 적을 푸는 치료가 바로 '한방 항암 치료' 이다.

(2) 어혈(瘀血)

어혈은 비정상적인 나쁜 피라고 할 수 있다. 운동하다가 발목을 삐면, 발목 주위가 파랗게 멍이 드는데, 그 파란 피부 변화는 조직내에 작은 혈관이 터져 조직내에 고인 죽은 피 때문이다. 그 어혈을 풀기 위해 굵은 침인 삼릉침으로 피부를 자극해 부항으로 죽은 피를 제거하면 새로운 혈액이 공급되어 조직의 인대가 회복되고 치유가 빨라진다. 우리가 육안으로 볼 수 있는 가장 단순한 어혈이다.

오장 육부에 여러 원인(신경성, 유전, 잘못된 식생활, 기후 등)에 의해 어혈이 생기는데, 이 어혈이 장기에 질병을 유발하는데 암의 원인이 된다. 그래서 암을 치유하는 방법으로 어혈을 다스려야 한다.

핵의학에서는 암을 전신 혈액병으로 본다. 암독으로 오염된 혈액이 온몸을 순환하면서 퍼트려진 질병이 암이라는 이론이다. 탁해진 피가 성인병을 유발하는데, 그 탁해진 피를 한의학에서는 어혈이라 부른다.

어혈이 축적되면 위에 설명한 적취가 생긴다고 했으니, 어혈은 암의 초기 원인이라고 할 수 있다.

또한 어혈이 오래 되면 질병이 생기고, 병이 오래 되면 어혈이 된다고 하였고(瘀久成病 病久治瘀), 괴이한 질병은 모두 어혈이라 하였고(怪病多瘀), 또한 모든 병은 어혈에서 생긴다(百病皆生於瘀)고 하였다.

소박하게 접근하여 보자. 과음 과식하여 속이 쓰리고 소화가 안 되어 위 내시경을 하면 위가 붓고 충혈되어 있다는 진단을 받는다. 위벽이 알코올이나 자극성 음식 등으로 자극받아 눈에 핏발이 생기듯 충혈된 상태가 된다. 이런 위벽 손상에 의한 충혈 현상이 어혈의 초기 증상이라고 할 수 있다. 초기 가벼운 어혈이 치유되지 않고 만성 위염 등으로 진행되면서 병이 깊어져 적 덩어리가 생기게 된다. 처음은 미약했으나 끝에는 암 덩어리가 된다. 그래서 어혈은 암을 한방으로 치료하는데 꼭 필요한 병인이라 간과할 수 없다.

임상에서 어혈을 관찰 할 수 있는데 '생혈액 검사' 는 환자의 손가락 끝에서 혈액을 한 방울 채취하여 현미경으로 확대 관찰하는 매우 단순한 검사 이다. 100배,

400배, 1000배 까지 확대하여 현미경으로 혈액을 검사하면 적혈구, 백혈구, 혈소판 등 혈구 이외에 유리조각 모양이나 얼음 덩어리 형태의 이물질이 관찰되는데 어혈이다. 이런 경우 고지혈증이나 고콜레스테롤을 의심 할 수 있는데, 그 덩어리가 길고 크면 암을 의심할 수 있다. 실제로 암 진단을 받은 환자들의 혈액을 관찰하면 혈청에 여러 형태의 기이한 어혈을 볼 수 있다.

(3) 궐증(厥症)

궐은 냉증(冷症)을 말하는데, 오장 육부가 냉하면 질병이 발생한다.

한사(寒邪)가 형체를 상하게 되고, 형체가 상하면 종(腫)이 되므로 각종 옹종(癰腫)은 한사가 변화된 것이다(소문, 음양응상대론).

적증(積症)이 발생한 것은 한사(寒邪)의 영향을 받아서 생긴 것 이다(영추 백병시생).

한의학에서 말하는 궐증은 체온기로 측정한 저온 체온만을 의미하지 않는다. 체온에 관계없이 오장 육부의 냉한 기운을 말하는 것으로, 냉하면 저항력이 떨어져 쉽게 사기(邪氣)가 침입하여 질병이 생기게 된다. 질병 중에 난치병인 암이 생길 확률이 높다는 이론이다.

사상의학에서 냉한 체질이라면 대개 소음인과 추위에 예민한 소양인이라 할 수 있는데, 사상(四象) 체질중 한성(寒性) 체질을 의미하는 것으로 사료된다. 그래서 어느 체질이든 냉한 기능을 가진 사람이 암에 걸릴 확률이 높다.

암은 저체온증 환자에서 많이 발생하는데, 체온이 1℃ 오르면 면역력은 40% 높아지고 암세포는 43℃에서 죽는다는 보고가 있다. 고온에 약한 암의 성질을 이용해 몸을 따뜻하게 하는 제 4치료법인 '온열요법' 을 소개하고 있다.

저체온증을 한의학에서는 ' 궐증 ' 이라고 하여 암의 원인이 된다. 궐증을 없애야 질병을 예방하고 치료할 수 있다.

어느 질환이든 유전, 선천성, 가족력 등으로 발생하는 경우가 많다. 암 역시 예외는 아니다. 주위에 돌아가시는 분들 병력을 관찰해 보자. 중풍으로 부모가 쓰러지면 그 자손도 중풍이 사인(死因)이 된다. 본태성 고혈압은 유전된 몹쓸 조상의 상속 재앙이다. 암 역시 유전되는 경우가 많다는 보고이다. 부모가 암으로 돌아가면 그 자손도 암으로 고생한다. 심지어 간암 환자 가족은 아들 딸 할 것 없이, 나이에 관계없이 그렇게 고통 받는다.

한의학에서 '궐증' 은 이 유전적이고 선천적인 병인을 말하는 것 이다. 궐증에 의해 면역 결핍으로 적취가 생기니 현대의학의 암의 병인이다. 궐증을 잘 다스려야 암을 예방과 치료 할 수 있다.

그래서 몸을 따뜻하게 하는 음식이나 약재가 암의 예방과 치료에 도움이 된다. 음식으로는 대표적으로 마늘을 비롯하여 후추, 부추 등이 맵고 뜨거운 성질을 가져 이롭고 약재로는 인삼을 비롯하여 옻칠 등이 항암효과가 있는 것으로 알려졌다. 좀더 깊이 설명하면 똑 같이 더운 성질을 가지고 있더라도 체질에 따라 다르게 선택하여 복용해야 한다. 인삼과 옻칠은 같은 더운 성미를 가지고 있어도 체질에 따라 달리 사용해야한다(인삼은 소음인, 옻칠은 소양인).

나이 먹으면 몸이 냉해지면서 면역력이 저하되고 그래서 질병이 생기고 정상세포에 비정상적인 암세포가 침입한다. 그래서 나이들면 겨울에 추위에 예민해져 내복을 챙겨 입고 외출을 싫어한다. 찬물보다 온수를 즐기고 따뜻한 음식을 찾는다. 그래서 나이들수록 차가운 성질의 음식을 멀리해야 한다. 예를 들어 상추도 차가운 성질이고 취나물 등 산에 자생하는 나물들이 주로 냉한 성질이 있어 날 것으로 먹으면 배탈이 난다. 몸에 좋은 성분들이 다량 함유되어 먹으면 좋으나 차가운 성질이 있어 반드시 데치거나 삶아 요리해서 먹어야 한다. 뜨거운 물을 만나 차가운 기운을 없애는 가공의 과정이 조리의 지혜이다. 그래서 과일도 나이 먹으면 날 것으로 먹는 것 보다 살짝 쪄서 먹으면 몸에 이롭다. 배를 데쳐 먹으면 이상할 것 같지만 습관 들이면 어색하지 않게 배의 단맛과 씹히는 즐거움을 모두 즐길 수 있다. 견과류가 노인성 치매 예방에 좋다고 하는데 생땅콩보다 볶음 땅콩이 좋고 생밤보다 삶은 밤이 좋다. 차(茶)도 발효과정을 거친 보이차나 황차 등을 마시는 것이 좋고 체질에 맞다면 생강차, 인삼 홍삼차, 꿀차 등이 몸을 따뜻하게 하고 면역력을 키워준다.

에스키모인들이 암에 걸리지 않는다는 임상보고는 깊이 생각해 보아야할 의학 정보이다. 에스키모인들은 1년 내내 춥게 지내기 때문에 그 추위를 극복하기 위해 몸 안은 오히려 따뜻한 기운이 생긴다. 겨울철 시골 우물물이나 연못에 솟구치는 생수는 온기가 있다. 그리 차갑지 않아 옛날에는 그 겨울 물로 김장을 했고 빨래를 했다. 외부가 냉하면 내부가 온(溫)해지는 자연의 섭리가 인체에도 그대로 적용된다. 여름에는 밖이 더우니 우물물은 오히려 차갑게 되는 이치이다. 그래서 몸 안이 상대적으로 따뜻한 에스키모인들은 암을 극복할 수 있는 환경에 살고 있는 것이다.

필자의 경험으로도 몸이 차가운 체질에 암환자가 많았다. 아직 임상 통계보고가 없지만 암환자의 체질을 구별해볼 필요가 있다. 한성(寒性) 체질이 암 발생 가능성이 높은 것 같다. 이처럼 암에 걸릴 체질이 있는가 보다.

(4) 암 치료의 한의학적 가치

이처럼 한의학에서는 암을 종양의 뭉친 현상으로 판단하여 적취라 하고, 여성의 생식기의 종양은 징가(癥瘕)라 하고, 혈액의 이물질인 어혈이라고 볼 수 있고, 차가운 기운이 암의 원인이 되어 궐증이라고 할 수 있다.

기(氣)의 울체(鬱滯)로 인한 인체의 저산소 상태가 종양을 발생하기도 하고, 신경과다 스트레스로 인한 울화(鬱火)가 종양을 형성하기도 하고, 전신 염증은 열독(熱毒)을 일으켜 암의 병리적 원인이 되기도 하고, 노화로 인한 생체 에너지 저하는 기혈(氣血)의 허손을 일으켜 암이 형성되기도 한다.

이런 암의 한의학적인 이해 접근을 통해 그 근본원인에 대한 침구(鍼灸)시술, 한약처방 등으로 암의 전이를 억제할 뿐만이 아니라 생명 유지에 많은 도움이 된다. 특히 인체의 에너지인 정기(精氣)를 손상시키지 않고 정상적인 활동을 하면서 암을 다스리는 매우 자연적인 치료원칙을 가지고 있다.

카레(薑黃)에 함유된 커큐민(curcumin)이 항암 효능이 있고, 주목나무 껍질에서 추출된 탁솔(Taxol)이 항암제로 활용되고, 옻칠(乾漆)이 항암제로 활용하여 많은 암 환우들에게 희망을 주고 있는 현실을 간과해서는 안된다. 지난 30년간 개발된 항암제를 살펴보면 48.6%의 항암제가 천연물으로 유래했다. 그래서 암을 다스리는데 천연물인 한약의 활용은 지대할 수밖에 없다.

미국의 통합종양학회의 가이드라인에 따르면 침(Acupuncture)치료를 암성 통증, 항암제로 인한 오심 구토, 방사선치료 후유증으로 발생한 구강건조증, 그리고 폐경기 여성의 상열감에 매우 효과적이면서도 안전한 치료법으로 규정하고 있다. 한약치료는 암으로 인한 피로나 악액질에 의한 식욕부진에도 좋은 효과를 나타내어 전반적 암환자의 삶의 질을 향상시키는 효과가 있다.

이처럼 요즘 서양에서 암 치료시 침술과 한약 등을 병행하여 양약의 부작용을 감소시키고 면역력을 증진하여 많은 효과를 나타내고 있다. 그래서 한방 치료만으로도 암을 다스리는데 매우 유익할 뿐만이 아니라 암의 양방 치료시 한약 등이 많은 도움이 되고 있어 암에 대한 한의학 연구는 이제 시작이라고 해도 과언이 아니다.

자연관에 근간한 한의학 이론과 천연물인 한약과 경락이론의 침과 뜸(鍼灸)을 통해 암을 다스리고 생명을 연장할 수 있는 희망을 가져야 한다.

특히 맞춤의학인 한의학 이론으로 각자에게 맞는 음식, 한약, 침술 치료를 달리하여 암을 극복할 수 있다. 특히 사상의학의 한약처방은 질병을 원래의 건강 상태로 되돌리는데 많은 역할을 할 수 있다. 요즘 현대의학에서도 암 환우 각자의 유전자에 맞는 맞춤 치료를 주장하고 있는데, 이는 동서양 의학의 치료방법은 달라도 각자 고유의 유전자, 체질을 중요시하는 점은 동질성이 있는 것이다.

아무리 암환자가 많고, 암이 치사의 원인이 된다고 하지만 암 역시 인체의 일부로 그 원인을 통한 발병원인을 제거한다면 난치와 불치병이 아닌 것이다. 예컨대 암은 염증소견에 불과한데 좀 독종의 염증일 뿐이고, 암은 화(火)의 발현으로 좀 강한 화 덩어리일 뿐이니 이에 대한 치료 역시 가능한 것이다. 그래서 의료인과 환자는 암에 대한 두려움과 공포에서 벗어나 자신감을 가져야 한다.

02

암의 진단

癌

2. 암의 진단

1) 조기진단

한의학에서 최고의 명의는 미병(未病), 병이 오기 전에 예방하는 의사가 최고라 하였다.

동의보감 내경편을 살펴보자.

'옛날의 신성(神聖)한 의원은 능히 사람의 마음을 다스려서 미리 병이 나지 않도록 하였는데, 지금 의원(醫員)은 오직 사람의 병만 다스리고 마음을 다스릴 줄 모르니 이것은 근본을 버리고 끝을 좇는 법이다.'

古之神聖之醫能療人之心預使不治於有疾

'지인(至人)은 병들기 전에 다스리고, 용의(庸醫)는 병난 뒤에 다스린다.'

至人治於未病之先 醫家治於已病之後

주위에 보면 암 환자분들도 많고 참으로 안타까운 사연들도 많다.

필자 대학 1년 후배인 A원장의 경우도 암을 조기에 발견하지 못해 투병중인데 애석하다. 평소에 건강관리를 잘하고 가끔 모임에서 임상 경험담을 나누며 서로 정보를 교환하는 사이였다. 좀 성격이 강직하고 매우 학구적인 타입으로 필자 한의원과 가까운 거리에서 한의원을 개원중이었다. 그런데 언제부터인가 좀 소화가 안 되었다. 신경성이겠지, 일시적 증상이겠지, 그러는 사이 세월이 흘렀다. 증상이 호전되지 않고 좀 더 심해져 할 수 없이 병원에서 위 내시경 검사를 했다. 검사 결과는 위암3기였다.

충격이었다. 하루 사이로 건강인이 암환자가 된 것이다. 평소에 건강에 자신감이 있던 의료인이었는데 하룻밤 사이에 인생이 바뀌고 말았다. 아직 한창 진료에 열중하고, 아직 교육을 마치지 않은 자녀들이 있어 활동해야 하는데 좀 버거운 암이 발견된 것 이다. 문제는 3기B에 해당되어 그리 건강을 낙관할 상황이 아니었다. 1, 2기라면 조기 발견으로 간단한 수술과 전이 예방만 하면 되는데 3기B는 좀 애매한 상황이었다. 진료하면서 많은 암환자들을 만났는데도 정작 본인은 암에 걸릴 줄 상상도 하지 않았을 것 이다.

들리는 말에 의하면 몇 개월 전에 한의원을 폐원하고 지방 공기 좋은 곳으로 내려가 요양중이라는데 전이되지 않고 회복되기를 간절히 바라는 마음은 필자뿐만은 아닐 것 이다. 어느 외진 산 속으로 들어갔는지 핸드폰도 받지 않고 소식이 없다는 A원장의 경우 역시 몇 개월만 일찍 암을 발견했다면 정상적인 진료를 하면서 치료 요양할 수 있었을텐데 매우 안타까운 상황이었다.

어느 질병이든 일찍 발견되면 치료가 용이한 것은 당연하다. 위염 초기는 약을 복용하지 않고 음식만 가려 먹어도 회복이 가능하고, 초기 감기는 휴식과 충분한 영양식으로도 면역력을 키워 자연 치유할 수 있다.

특히 현대의학이 곧 정복할 것 같은 암은 의학이 발달하는데도 암환자가 날로 늘어나고 있는 현실이다. 다행히 의료기기 등의 발달로 암이 조기 발견되고 있어 완치율 역시 높아지고 있어 다행이다.

2) 암의 진단기기

소화가 안 되고 포만감에 속 쓰림이 나타나 위 내시경을 했더니 조그만 덩어리가 발견되어 조직검사를 하니 암세포가 발견된다. 혈변이 보여 장검사를 하니 악성종양으로 또 대장암이 발견된다. 여성들 유방에 혹이 있어 검사를 하니 암덩어리 이다. 피로하고 소화가 안 되어 간 초음파 검사로 거친 덩어리가 발견되어 조직검사로 암을 확진한다.

이처럼 내시경, 초음파, 혈액검사 등으로 암을 발견하지만 결정적인 진단은 역시 CT, PET, MRI, PET-CT, PET-MRI 등 최첨단 진단기기의 출현으로 조기 진단이 가능해졌다.

(1) CT

- 원리 : 빛에너지인 X선을 360° 각도에서 촬영해 재 구성한다. 2차원 3차원 영상이 가능하다.
- 특징 : 조직의 밀도 차이를 구별한다. 움직이는 장기(심장, 폐, 내장) 촬영에 적합하다. MRI보다 저렴하며 조영제를 쓰기도 한다.

(2) PET

- 원리 : 방사선 약을 인체에 주사하면 포도당 등과 결합해 양전자가 나온다. 이때 나오는 감마선 신호를 영상화 한다.
- 특징 : 인체 조직의 기능과 대사 상태를 영상화 한다. 한 번만에 전신을 찍는다. 문제 위치를 정확히 드러내지 않아 최근 CT, MRI와 융합했다.

(3) MRI

- 원리 : 체내 물 성분의 하나인 수소 원자핵에 자기장을 걸고 핵진동을 일으켜 신호를 분석한다.
- 특징 : 수분이 많은 근육,인대,물렁뼈,디스크,혈관,지방,뇌를 CT보다 정확히 보여준다. 방사선을 쓰지 않는다.

요즘 암진단에 크게 기여한 장비는 PET-CT다. 병소를 정확하게 보여주지 못하는 PET를 CT와 결합하여 발전된 진단 장비가 되었다. CT는 장기나 뼈, 혈관 등

인체조직의 생김새를 정확히 보여준다. 이런 CT의 영상과 PET의 영상을 하나로 융합하면서 암세포의 위치를 정확하게 잡아낼 수 있게 되었다. 7분 정도의 진단으로 5 mm 크기의 작은 암까지 놓치지 않고 잡아낸다.

PET-CT 는 인구 100만명당 보유 대수가 OECD 평균(1.48대)의 배가 넘는 3.15대에 달해 암의 조기 진단에 큰 역할을 한다.

최근에는 PET가 또 한 번 진화했다. PET-MRI가 탄생하여 정확도가 높고 방사선 노출량을 줄였다.

모두 암 진단에 획기적인 장비들로 현대 과학의 위대한 산물이다. 개발비 등으로 비싼 장비대가 진단비에 부과되는 단점이 있다. 진단의 정확도와 활용도가 높아진 만큼 진단비가 비싼 흠이 있다.

암은 조기에 발견하면 단순한 질환일 뿐이다. 아무리 강조해도 지나치지 않는 '암의 조기 발견' 이다.

3) 정기검진

국민건강보험관리공단에서 전 국민을 대상으로 정기적인 검사를 해 준다.

위암은 40세 이상 남녀에게 위내시경이나 X-ray 촬영을 하고, 대장암은 만 50세 이상 부분잠혈반응을 받고 대장 내시경을 받는다. 간암은 40세 이상을 대상으로 복부 초음파와 혈액 검사를 한다. 여성들은 40세 이상이 되면 유방암과 자궁경부암 검사를 한다.

암은 대부분 상당히 진행될 때 까지 증상이 나타나지 않는다. 그래서 정부에서 40세 이상이 되면 정기 검진을 권하고 있다. 위암과 대장암 등 모든 암은 조기 검진을 통해 발견하면 완치가 가능하다. 그래서 정기적인 검진을 통한 조기 발견이 중요하다.

암환자 치료에 들어가는 의료비와 그 과정에서 발생하는 사회적 비용, 환자 본인과 가족이 겪는 고통은 실로 막대하다. 국가 재정 측면에서도 조기에 암 진단과 치료가 중요한 것이다.

이런 기본적인 검사를 통해 암을 조기에 발견하여 치료율을 높이고 수명을 연장한다.

특히 영상 진단기기가 발달하여 암의 조기 발견에 혁신적인 발전을 가져왔다. CT, MRI, PET-CT, 요즘은 PET-MRI가 등장하여 정확도가 향상 되었다.

암세포가 분열하여 무게가 1gr, 암세포수가 10억개, 종양의 크기가 0.3-0.5 cm가 되었을 때 내시경 검사나 영상 진단으로 찾을 수 있다.

조기에 발견되어도 100% 완치가 된 것은 아니다. 주위 장기로 미세 전이가 되었다면 종양을 수술로 제거해도 보이지 않는 암 세포는 체내에 존재하고 있어 언제 암세포가 커져 종양이 자랄지 모른다. 미세 전이된 암세포는 나노(10억분의 1) 수준이기 때문에 아직 현대의학으로는 검진이 불가능하다. 이런 아주 작은 종양은 자각증상이 나타나지 않아 정상으로 인식하고 살아가는데 언제 그 세력이 커지고 크기가 커질지 모르는 상황이다.

현재 종양을 발견하는데 많이 사용하는 이런 진단기기 들의 문제점이 대두되고 있다. 최근 CT검사급증 등으로 환자들의 의료용 방사선 피폭량이 증가하면서 정부가 이를 체계적으로 관리하는 시스템을 도입하기로 했다.

식품의약품안전처는 우선 피폭량이 많은 CT에 대해 전국 1500여개 병원에 환자의 피폭량을 기록 관리하는 전산망을 깔 계획이다.

국제방사선방호위의 권고 기준은 연간 1 mSv(밀리시버트, 인체에 흡수된 방사선의 위험 정도를 표시하는 단위) 이하인데, CT를 한 번 촬영하면 5~15 mSv의 방사선이 노출된다. CT나 엑스레이 같은 의료 장비에서 나오는 방사선은 우리 몸에 쌓이는 것이 아니라 통과해 지나갈 뿐이지만, 피폭 강도가 크고 횟수가 잦으면 유전자가 손상되거나 변이를 일으켜 나중에 암 발생 위험이 커질 수 있다. 그래서 환자의 누적 피폭량을 체계적으로 관리하기 위한 '환자 방사선 안전관리법' 의 제정을 추진할 방침이다.

전신 양전자방출 단층촬영(PET-CT)의 피폭량은 20~30 mSv, 흉부 복부 골반

CT의 피폭량은 10~15 mSv, 뇌 두경부 CT 혈관 척추촬영의 피폭량은 5~10 mSv이다. 권고 기준의 몇 십 배에 해당하는 피폭량이다.

이처럼 암환자에게 영상 진단기기는 필요의 악이 되는 셈이다.

4) 종양표지인자 검사

이처럼 첨단 의료기기가 발달되고 있지만 작은 암은 쉽게 발견되지 않는다. 대개 5 mm이하의 종양은 기기가 찾지 못하고 놓치는 경우가 있어 진단의 한계가 있다.

그래서 첨단 진단 장비로 암이 발견되지 않았다고 암이 없다고 판단할 수 없다. 작은 암이 존재하는데 증상이 발현하지 않고 크기가 작아 발견되지 않을 뿐이다. 1년에 한 번 하는 정기 건강검진에 암이 없다는 진단결과에 안심하면 안된다. 건강검진 몇 개월 후에 암이 발견되어 치료시기를 놓치는 경우를 주위에서 허다하게 볼 수 있지 않은가.

영상 진단 이외에 '종양표지인자' 라는 혈액검사를 한다. 종양표지인자란 암 치료의 경과, 재발여부를 판정하기 위해 사용하는 혈액검사이다. 종양이 몸에 있을 때는 혈액속에 종양표지 인자가 많이 나타나므로 혈액검사를 통하여 몸속에 종양이 있는지 판단하는 참고 자료로 활용한다. 종양표지인자의 수치가 혈액 검사를 통하여 높게 나타난다면 몸속에 종양이 있을 가능성을 예고할 뿐이지 꼭 암이 발생한 것은 아니다.

※ 종양표지인자의 종류

(1) AFP

원발성 간암과 태아성 암을 진단하는 종양표지인자이다. 간암의 치료 효과, 또는 수술 후 재발 여부를 알아보기 위한 방법으로 많이 사용한다.

(2) CEA

직장암, 결장암, 담낭암, 췌장암, 폐암 등에서 50-60 %정도 양성반응을 나타낸다. 수술후에 CEA 검사가 지속적으로 양성으로 나타나면 어딘가에 종양이 있음을 알 수 있고, 수술 후 CEA가 정상이었다가 다시 높아지면 재발을 의심한다. 이 검사는 대장암일 경우 치료 효과를 판정하는데 비교적 정확한 방법이다.

(3) CA15-3

유방암이나 유방암의 전이 여부를 판단할 때 사용하는 종양표지인자이다. 암세포가 유방암에만 있을 경우 10% 정도 증가하지만, 전이가 일어날 경우 60% 이상 증가한다.

(4) CA19-9

췌장암, 위암, 당낭암, 간암, 폐암, 난소암, 자궁암 등의 진단이나 치료 효과를 알아보기 위해 사용하는 종양표지인자이다. 췌장암 환자의 경우 80% 이상 양성 반응이 나타나고, 담낭암 담관암 환자의 경우 70-90% 양성반응을 나타낸다. 이 수치가 높게 나타나면 담즙의 울체나 폐쇄된 경우로 담낭암 재발 여부를 판단하는데 사용한다.

(5) CA-125

난소암이나 자궁암 검사에 사용하는 종양표지인자이다. 난소암 환자의 70-100%가 양성반응을 나타내고, 자궁암 환자의 30%가 양성반응을 나타낸다.

(6) POA

태아의 췌장이나 췌장암에서 발견되는 항원으로, 췌장암 환자의 77-90%가 양성 반응을 나타낸다.

(7) SCC

편평 세포암종에서 나오는 항원성 물질인데, 검사에 양성으로 나타나면 우선 암을 의심하여야 한다. 자궁경부암은 환자의 70-80%에서 양성반응을 나타낸다.

(8) PSA

전립선암의 진단이나 재발여부를 판단할 때 사용한다.

(9) TPA

모든 상피성 종양에서 나오는 항원이다. 건강한 사람의 양성율이 5% 정도 되는데 암이 진행되면 수치가 증가한다.

(10) 페리틴

철, 단백질 복합체로 암의 1차 혈액 검사에 많이 이용하는 종양표지인자이다.

5) 한방진단

(1) 사진(四診)

환자의 얼굴, 체형 등을 살펴서 진단하는 망진(望診), 한의사가 궁금한 부분을 환자에게 물어 진단하는 문진(問診), 환자가 아픈 증상을 호소하는 증상을 듣고 진단하는 문진(聞診), 아픈 부위를 만지거나 맥(脈)을 보는 절진(切診) 등을 사진(四診)이라고 한다.

암의 발생 과정을 살펴보면 대체로 암 발생 이전이나 초기에 전조증이 나타난다. 비가 내리기 전에 하늘에 구름이 끼듯이 암 발생기에 인체는 이상(異常) 신호를 보낸다.

장부암(臟腑癌)의 경우 여러 가지 증상이 발현된다.

폐암의 경우 해수(咳嗽), 천식(喘息), 목소리가 탁하고(語濁), 견배통, 우울, 간암은 쉽게 화내고(易怒), 상열, 소화불량, 심한 피로, 위암은 체중감소, 소화불량, 명치가 답답하고(心下痞), 위통(胃痛), 등이 결리고(背痛), 식욕부진, 오심(惡心), 구역

(嘔逆), 포만(飽滿) 등이 나타나고, 대장암은 대변불리(大便不利), 쾌변을 보지 못하고(後重), 혈변(血便), 하복경결(下腹硬結)하고, 신장암은 소변을 자주보고(頻數), 야뇨, 요통, 요추부가 뭉치는(硬結) 증상 등이 발생한다.

한의학에서 이 네 가지 진단법은 가장 기본적이고 전체적인 진단 방법이다.

(2) 맥진(脈診)

맥진은 그 사람의 건강 상태를 파악하는 매우 중요한 한방 진단법이다. 맥진은 전통적인 가치이며 보편적이고 객관성을 가지고 있다.

특히 맥진을 통해 체질을 분별할 수 있으며, 병소(病所)의 상태, 병인(病因), 그리고 심리적 상태와 예후를 파악하는데 매우 중요한 진단을 제공한다.

진맥에서는 주로 좌우 손목에서 삼부(三部)의 진찰방법을 사용한다. 즉, 양측 요골돌기 세곳에 의료인의 2, 3, 4 손가락을 차례로 놓아 촌관척(寸關尺)이라는 3부로 인체에 상응한 장부(臟腑)의 건강 상태를 진단한다.

촌맥(寸脈)의 1지(指)에서는 상부의 심폐(心肺)의 기능을, 관맥(關脈)의 2지에서는 중부로 우측에서는 비위(脾胃), 좌측에서는 간담(肝膽)의 상태를, 척맥(尺脈)의 3지에서는 하부 장기인 신장, 대장, 자궁, 난소의 상태를 진단할 수 있다.

암은 삼부구후맥(三部九候脈)상을 진맥하여 병의 유무(有無)는 물론 병의 진행 상태를 파악한다.

좌우 척맥(尺脈)은 선후천지기(先後天之氣)의 강약과 성쇠의 상태를 나타내고, 이는 생명유지의 가능성을 판단할 수 있고, 난치병의 치유 가능성을 판가름 할 수 있는 맥 부위이다.

(3) 파동진단

인체는 세포로 이루어져 있으며, 세포에서 가장 중요한 부분인 핵은 주위에 수많은 전자, 소립자로 둘려 싸여 있다. 이곳에서 나오는 파장에너지는 세포들이 인체의 다른 장부 세포들과 정보를 교환하며 생명활동을 영위할 때 발생하는 에너지이다.

파동요법에서는 세포에서 일어나는 생명활동이 파동을 통해서 파악할 수 있다는 이론이다. 파동을 의미하는 기운의 측정은 동자추의 회전이나 떨림을 통해서 측정한다. 우리 몸에서 나오는 기운을 측정하는 것으로, 실증적인 병사(病邪)일 때는 플러스(+)로 동자추가 우회전하고, 허증(虛症)일 때는 병사가 마이너스(-)로 동자추가 좌회전하는 경향이 있다.

파동을 측정하는 동자추를 이용하여 경락학설을 확인할 수 있고 체질 진단에 응용할 수 있다. 그래서 인체 파동을 이용하여 만성 난치질환을 진단할 수 있는데, 특히 암의 진단과 병의 진행상태를 파악할 수 있다.

임상가에서 파동분석기인 양자공명분석기(QRS)가 개발되어 활용되고 있다.

(4) 오링테스트

1970년대 오무라 요시아끼에 의해 개발된 진단법으로 의료기기를 사용하지 않고 간단히 전신의 장기 이상과 순환장애를 알아낼 수 있는 진단법이다.

검사자(의료인), 보조자(간호사), 환자가 금속봉과 내장 조직절편(프레파라트)을 이용하여 진단하는 방법으로 건강의 이상(異常)상태를 알 수 있고, 체질을 감별할 수 있고, 특히 종양의 유무(有無)와 발생 부위를 추적 판단할 수 있다.

6) 암 진단 결과 본인에게 알려야

'암 발생 소식에 대한 한국인의 의식 조사' 결과에 따르면, 의사가 암 환자에게 병세를 직접 설명하는 것이 가장 무난하다.

조사 결과를 보면, 암환자이든 일반인이든, 남녀노소를 막론하고 우리나라 사람 10명 중 9명(89%)은 암 진단 초기 단계부터 의사한테 직접 암 발생 사실을 전달받길 원한다. 가족을 통해 간접적으로 듣길 원하는 경우는 9%에 불과했다. 의사가 암 발생을 전할 때도 대다수가 에둘러 말하는 것보다는 '암' 이라고 솔직히 말해주길 원했다(91%). 병세가 말기 암이고, 치료 효과를 기대할 수 없는 상황이더라도, 이 사실을 가족을 통해 듣기(14%)보다는 대부분(84%) 처음부터 의사가 자세히 설명해주길 바랐다. 국내에서 다양한 계층의 '암 의식 조사' 결과가 나오기는 처음이다(2011.6.).

이런 조사로 암 환자가 희망을 잃거나 충격을 받을까 봐 진실을 전하지 않는 것은 환자가 원하는 바와 다를 수 있고, 특히 어떤 경우든 환자 본인이 소외되는 것은 원치 않는다는 것을 알게 됐다.

암환자가 본인의 질병 상태를 알고 그에 대처할 수 있다. 마음을 비우고 정신력으로 극복할 수 있는 긍정적인 효과가 있다.

암에 걸렸다고 상심, 절망하지 말고 긍정적으로 받아들이고 지혜롭게 대처하는 것이 중요하다. 어차피 '죽음도 삶의 일부분' 이라고 의젓하게 받아들이는 자세가 필요하다.

말기 암인 경우는 삶을 정리할 기회를 가질 시간을 주어야 하기에 환자 본인이 알고 싶어 할 것 이다.

옛날에는 암에 걸리면 보호자만 진단 사실을 알고 환자에게는 쉬쉬했는데, 요즘은 환자분들의 의식이 높아 직접 알고 직접 대처하겠다는 의식 높은 조사 결과로 여겨진다.

7) 암 전이도

삼성서울병원은 1995~2007년 이 병원에서 치료를 받은 위암, 간암, 폐암, 유방암, 자궁경부암, 대장암, 전립샘암 등 국내에서 발생빈도가 높은 7대 암 환자 8만 7122명을 분석해 암이 어떤 장기와 조직으로 전이되는지를 보여 주는 '암 전이지도' 를 처음으로 만들었다.

분석 결과 위암은 가까운 복막으로, 전립샘암은 뼈로 많이 전이되는 등 암마다 일정한 '전이 유형' 이 있고 특히 위암은 암세포가 가까운 기관일수록 잘 전이되는 것으로 조사됐다.

암 환자의 24.2%인 2만1120명에게서 전이가 발생했다. 전체 전이건수는 총 3만1899건으로, 전이 환자 1인당 평균 1.5건의 전이가 발생했다.

7대 암 중 전이가 가장 많이 발생하는 암은 대장암(34.7%)이며 전이율이 가장 낮은 암은 전립샘암이었다.

암이 가장 잘 전이되는 기관은 폐(20.9%), 뼈(20.7%), 간(19.8%) 등의 순이었고 전립샘, 식도, 췌장 등의 부위는 암 세포가 잘 전이되지 않는 것으로 조사됐다.

삼성서울병원 혈액종양내과는 "암이 왜 전이되는지에 대해 의학적으로 규명되지 않았지만 암의 전이지도를 알고 있으면 전이 증세가 나타났을 때 신속하게 대처할 수 있다"고 말했다.

대장암

대장암 환자 중 상당수가 대장암 2,3기 때 진단 받아 전이 된 경우가 많았고, 특히 간에 집중적으로 전이되는 경향이 강하다.

대장암 전이율은 간(52.1%), 폐(15.7%), 기타(13.5%), 복막(12.3%), 뼈(4.5%), 뇌(1.9%) 순이다.

위암

암은 이웃 장기로 잘 옮겨지는 경향이 있다. 위는 복막과 가깝기에 복막으로 전이가 잘 된다.

위암 전이율은 복막(30.4%), 간(29.8%), 기타(16.3%), 림프절(9.8%), 폐(7.0%), 뼈(6.7%) 순이다.

폐암

폐암은 같은 장기에서 전이되는 경우가 다른 암 보다 높다.

폐암의 전이율은 뼈(27.9%), 폐(24.9%), 뇌(21.7%), 기타(10.8%), 간(10.1%), 림프절(4.6%) 순이다.

유방암

유방암 전이율은 뼈(36.2%), 폐(26.5%), 간(13.7%), 뇌(9.3%), 림프절(7.2%), 기타(7.1%) 순이다.

간암

간암 전이율은 폐(44.0%), 뼈(26.8%), 기타(13.6%), 림프절(6.1%), 복막(5.4%), 뇌(4.1%) 순이다.

자궁경부암

자궁경부암은 폐, 림프절, 뼈 등에 골고루 전이되는 특징이 있다.

전이율은 폐(26.5%), 기타(30.9%), 뼈와 림프절(18.9%), 간(9.3%), 뇌(5.5%) 순이다.

전립샘암

전립샘암은 전체 전이 건수의 78.3%가 뼈로 전이 된다.

전이율은 뼈(78.3%), 기타(3.8%), 림프절(4.4%), 기타(3.8%), 간(3.7%), 뇌(2.3%) 순이다

8) 암 역학

2011년 10월 미국 보스턴에서 열린 제10회 미(美) 암 예방 학회. 암 발생 억제를 연구하는 의사와 과학자들이 대거 모인 행사 첫날, 하버드 의대 공중보건대학원 월터 윌레트(Walter C. Willett) 교수가 '암 예방 30년, 도전과 진보' 라는 주제로 특강을 가졌다. 그는 "매년 늘기만 하던 미국의 암 발생률이 지난 2008년부터 처음 줄어드는 대전환이 일어났다" 며 "이는 대대적인 금연 캠페인, 올바른 식습관과 운동의 중요성을 지속적으로 강조해서 얻은 성과" 라고 말했다.

한국과 미국, 2000년대 들어 이미 암에 걸린 사람들의 사망률은 점차 감소하고 있다. 암 조기 발견과 암 치료 기술의 발달 덕이다. 하지만 암 발생 자체가 줄어드

는 것은 별개의 문제다.

암 발생은 나이가 들수록 늘어난다. 암 유발 요인이 우리 몸에 수십년간 축적돼 오다가 끝내 암을 유발하고, 노화된 세포가 암세포로 변이될 확률이 더 높기 때문이다. 미국은 고령사회로 들어감에도 대장암 · 유방암 · 폐암 등 대표적인 '미국인 암' 발생 자체가 최근 꺾인 것이다.

반면 우리나라의 암 발생은 하염없이 계속 상승하고 있다. 2008년 기준으로 한 해 18만여명이 새로이 암에 걸렸다(2010년 보건복지부 발표). 10년 전인 1999년 신규 암환자 10만명에 비해 1.8배 늘어난 수치다. 이런 추세라면 2020년에 현재의 두 배가 될 전망이다.

우리나라 국민 3명 중 1명이 평생 한 번은 암에 걸릴 가능성이 있는 것으로 나타났다. 또 최근 10년간 암에 걸리고도 생존한 확률은 60%가 넘는 것으로 나타났다. 암 발병률이 높아졌지만 동시에 극복할 가능성도 높아졌다는 얘기다.

보건복지부는 2011년 국가암등록사업을 통해 산출한 2009년 암발생률, 암생존율, 암유병률 등 국가암등록통계를 발표했다. 조사결과 2009년 현재 국내 암환자가 80만명을 넘어섰고 5년 생존율은 62%에 달했다.

2009년 1년 동안 암진단을 받은 환자는 19만2561명(남 9만9224명 · 여 9만3337명)으로 2008년 18만465명에 비해 6.7%, 1999년 10만1032명에 비해 90.6% 증가했다.

특히 남성에게 가장 많이 발생한 암은 위암(20.1%)이었고 대장암(15.2%), 폐암(14.1%), 간암(12%), 전립선암(7.4%)이 뒤를 이었다. 여성은 갑상샘암(28.7%) 유방암(14.4%), 대장암(10.6%), 위암(10.5%)순이었다.

암환자는 해마다 증가하고 있다. 1999년부터 2009년까지 최근 10년간 연평균 암발병 건수 증가율은 3.4%였다. 남성은 폐암, 간암이 미약하게나마 감소했지만 갑상선암(연평균 2.6%)과 전립선암(13.2%), 대장암(6.7%) 등의 증가세가 뚜렷했다. 여성은 갑상샘암(25.4%), 유방암(6.3%), 대장암(5.1%) 환자가 꾸준히 늘었지만 간암(-1.5%), 자궁경부암(-4.4%)은 줄어들었다. 국립암센터는 "노인인구 증가, 암진단 기술 발달, 조기검진 활성화, 서구형 식생활 습관 등의 변화로 암환자가 증가하고 있다" 고 말했다(2011.12.29).

평균수명(81세)까지 생존할 때 암에 걸릴 확률은 36.4%이며 남성(평균수명 77세)은 37.6%, 여성(평균수명 84세)은 33.3%가 암에 걸릴 것으로 전망됐다

현재 우리나라 국민 약 110만명, 45명 가운데 1명 꼴로 암과 더불어 살아가거나 암에 걸린 적이 있는 것으로 최근에 조사됐다.

확률적으로 평생 남성 5명 중 2명, 여성 3명 중 1명이 암을 경험한다는 얘기이다. 이처럼 암은 갈수록 흔해지고 있지만, 의료 기술 발달 등에 힘입어 초기 단계에 발견할 경우 대부분의 환자가 5년이상 살 수 있는 것으로 확인됐다.

보건복지부와 중앙암등록본부(국립암센터)는 이같은 내용을 포함한 2011년도 암 발생률 · 생존율 · 유병률 통계를 공개했다.

이에 따르면 2012년 1월 현재 '암 경험' 인구는 모두 109만7천253명(여성 60만5천748명 · 남성 49만1천505명)으로 집계됐다. 암 경험 인구는 전국 단위 암 통계가 작성되기 시작한 1999년부터 2011년말까지 암 진단을 받은 사람 가운데 2012년 1월 기준으로 생존한 사람을 말한다.

이를 전체 인구(2011년 기준 5천11만1천483명)와 비교하면 현재 국민 45명당 1명이 암 치료를 받고 있거나 암 치료 후 살아있는 셈이다. 특히 65세이상 연령층에서는 13명당 1명(남성 9명당 1명 · 여성 18명당 1명)이 암 경험자였다.

이같은 발병 현황으로 미뤄 우리나라 국민이 평균 수명(81세)까지 생존할 경우 암에 걸릴 확률은 36.9%로 분석됐다. 성별로는 남성(평균 수명 77세)의 5명 중 1명, 여성(84세) 3명 중 1명이 평생 한 번은 암을 경험할 것으로 예상됐다.

암 종류별로는 갑상선암이 가장 흔했고, 이어 위암 · 대장암 · 유방암 · 폐암 · 간암 등의 순으로 암 경험자가 많았다.

가장 최근 통계인 2011년만 따져보면 남성 11만151명과 여성 10만7천866명 등 모두 21만8천17명이 새로 암 환자로 파악됐다. 한 해 가장 많이 발생한 암도 갑상선암이었고, 위암 · 대장암 · 폐암 · 간암 · 유방암 · 전립선암이 뒤를 이었다.

갑상선 암은 1999~2011년 연평균 증가율에서도 23.7%로 1위였다. 전립선암(13.5%) · 유방암(5.9%) · 대장암(5.6%)도 전체 암 연평균 증가율(3.6%)을 웃돌았다.

암 환자 증가와 더불어 암 환자의 생존율도 계속 높아지는 추세이다.

2007~2011년 암 진단을 받은 환자가 5년이상 생존할 확률(5년 생존율)은 66.3%로, 지난 2001~2005년 진단 환자의 53.8%보다 12.5%포인트(P)나 올랐다. 최근 크게 늘었으나 치료 예후가 좋은 갑상선암을 빼더라도 같은 기간 5년 생존율은 50.5%에서 59.5%로 개선됐다.

암종류별 5년 생존율(2007~2011년)은 갑상선암(100%) · 전립선암(92.0%) · 유방암(91.3%) · 대장암(73.8%) · 위암(69.4%) 순으로 높았다. 반면 간암(28.6%) · 폐암(20.7%) · 췌장암(8.7%) 등은 상대적으로 생존율이 낮았다.

특히 암이 처음 발생한 장기에서 벗어나지 않은 '국한(localized)' 단계에서는 전립선 · 갑상선 · 유방 · 대장 · 위 암의 5년 생존율이 90%를 넘었고, 인접 조직 또는 림프절에만 침범한 '국소(regional)' 단계에서도 갑상선 · 전립선 · 유방 암은 거의 90%에 육박했다.

03

암의 원인

1) 유전자설
2) 환경인자설
3) 음식설
4) 신경성설

3. 암의 원인

암의 원인은 여러 가지로 추정하고 있는 실정이다. 대체적으로 음식, 흡연, 감염바이러스(간염 → 간암, 유두상바이러스 → 자궁경부암, 헬리코박터 → 위암), 신경과다, 방사선 노출, 공해(배기가스, 석면), 화학물질, 운동부족(비만) 등으로 정리할 수 있다. 또한 유전자설을 비롯하여 발암물질설, 환경인자설, 음식설, 바이러스설, 돌연변이설, 염색체 이상설, Epigenetics설(유전자의 암호 자체가 아니라 유전암호 해독이 더 중요하다는 이론), 자유 라디칼설, 암줄기세포설 등이 있지만 아직도 분명한 답을 말할 수 없다.

1) 유전자설

사례 지인의 아내는 40대 중반 나이에 대장암으로 오랜 투병 끝에 저 세상으로 홀쩍 떠나버렸다. 아직 자녀들이 대학 진학도 하지 않아 엄마의 손길이 필요한데 현생을 두고 저승으로 떠나 주위사람 들의 가슴을 아프게 했다. 소중한 자녀와 남편을 두고 떠나는 그 분의 심정을 어땠을까. 숙연해질 뿐 품위있는 위로의 말도 아무런 도움이 될 것 같지 않았다. 그 몹쓸 암은 인간의 정을 끊고 영영 인간을 다른 세계로 격리 시켜 버린다. 참으로 인간 사회에서 암적인 존재가 암이다. 그런데 그 지인의 말씀은 매우 시사하는 바가 컸다.

"우리 장인 어른도 일찍 대장암으로, 몇 년전 큰 처형도 대장암으로 저 세상으로 떠났어. 암도 유전되는 것인가 봐."

대장암은 기름진 음식, 신경성 등등 여러 원인을 생각할 수 있는데 그 부인은 전혀 그런 식생활을 하지 않았는데도 대장암에 걸린 것 이다. 친정 아버지도, 언니도 같은 병이었으니 달리 그 원인을 찾을 필요가 없다. 얼굴이 비슷하고 성격도 비슷하고, 그리고 걸린 질병도 비슷하였다. 좋은 것만 유전되면 좋으련만 암까지 대물림하니 유전은 선악이 공존한다.

사례 고향 친구의 부인은 몇 년 전 간암으로 운명을 달리했다. 물론 자녀들 교육이 끝나지 않은 40대 중반 한 여인의 죽음은 많은 이들을 슬프게 했다. 부인과 사별한 남편은 많은 세월 방황했고, 아이들은 대학 진학에 어려움을 겪었다. 후에 안 사실인데 두 자녀들이 만성 간염이라는 사실은 정말 지긋한 형벌 같았다. 어머니가 겪은 간염, 간경화증, 간암의 전이과정은 아들이 피할 수 없는 대물림일 수 있었다. 일찍 간 그 어머니처럼 간암으로 고생할 가능성이 아주 높기 때문이다. 죽음의 원인도 대물림 하는지 만성간염은 간경화를 거쳐 간암으로 변이되는 병리기전은 많이 보고되었다. 한 인간의 질병이 주홍글씨 처럼 유전되는 현실은 잔혹하면서 숙명적이다.

한의학에서 설명하는 체질을 유전과 비교하면 유사성이 많다. 체질의학에서는 이론의 여지가 있지만 체질도 부모로부터 유전된다고 주장한다. 소화기가 약한 소음인(비허)의 엄마를 닮은 딸은 똑 같이 만성 위장병으로 고생하고, 더위를 싫어하고 땀이 많은 아들은 아버지를 똑 닮은 태음인(간허)체질 때문이라는 것 이다. 호흡기(기관지)가 나쁘면 자식들도 성장하면서 감기로 고생한다. 요즘 어린이들에게 많이 발생하는 알레르기 비염도 역학 조사에 의하면 부모로부터 유전된 경우가 많다는 것 이다. 체질이 같으면 성격은 물론이고 목소리도 비슷하고, 식성도 같고, 심지어 걸음도 비슷하다. 옛날부터 씨도둑은 못한다는 어르신들의 말씀이 건강에 까지 적용된다.

담배에 밝혀진 발암 물질이 20여 가지가 있다고 한다. 그런데 담배에 의해 암이 발생하여 담배가 사인(死因)이 되었다면 그 자녀들은 담배가 치명적이다. 물론 담배가 모든 사람들에게 건강의 적이겠지만 특히 담배로 인해 암이 발생한 경우는 절대적으로 담배를 멀리해야 한다. 그래서 흡연자들은 모두 암에 걸리는 것은 아니라 이런 유전적 소인이 있는 사람들에게 주로 암이 발생할 확률이 매우 높다. 그래서 그런 사람들은 담배가 바로 독약이요 죽음에 이르는 첩경일 것 이다.

암 뿐만이 아니라 현대 성인병 또한 이 유전자에 의해 발생하고 고통 받고 종국에는 죽음에 이르게 된다.

유전자는 선천적이고 운명적이라 인간이 선택하거나 무시 할 수 없는 영역이다. 그저 조상의 유산같은 유전은 선택의 여지가 없다. 하지만 대물림된 유전자에 의한 질병을 극복하는데 인간의 위대함과 존엄성이 존재한다.

암의 유전자설을 주장하는 신문 기사를 소개한다.

"우리 모두는 암(癌) 유전자, 즉 적과 '동침' 하고 있지요"

노벨상 수상자인 마이클 비숍(Bishop · 77) 미국 캘리포니아주립대 석좌교수가 '암 유전자 패러다임의 변화' 를 주제로 강연했다. 비숍 교수는 정상 유전자가 암세포로 전환된다는 이른바 '지킬 박사와 하이드' 시나리오를 제시한 공로로 1989년 동료이자 제자인 해럴드 바머스 교수와 함께 노벨 생리의학상을 받았다. 의대 졸업 후 임상 의사가 되지 않고 연구를 계속한 '암 연구의 대가' 비숍 교수는 "미국에서는 세 명 중 한 명이 암에 걸리고 있다" 며 "곧 인류 죽음의 가장 큰 원인은 암이 될 것" 이라고 운을 뗐다. 그는 이어 "하지만 우리는 암이 유전자 기능 이상 때문에 발생한다는 사실을 밝혀냈다" 며 "암을 예방하기 위해선 우리 몸속에 암 유전자가 있다는 사실을 인지해야 한다" 고 말했다.

비숍 교수는 암 연구를 '적과 동침' 하는 것이라고 표현했다. 그는 "동료 교수와 함께 닭을 이용해 암을 일으키는 바이러스를 연구하던 중 이 바이러스 안에 있는 종양 유전자가 건강한 닭은 물론 다른 생명체에도 널리 분포한다는 사실을 발견했다" 며 "이를 통해 정상 세포 역시 돌연변이를 일으켜 암세포로 전환될 수 있다는 중요한 단서를 얻었다" 고 말했다.

비숍 교수는 정상 유전자가 변심(變心)하지 않도록 하는 것이 암 예방의 핵심이라고 설명했다. 그는 '내 안의 적' 인 암을 다스리기 위해서는 금연을 하고 운동을 꾸준히 하는 등 생활 습관을 잘 관리하는 수밖에 없다" 고 말했다.

2) 환경인자설

최근에 출간된 '먹고 마시고 숨 쉬는 것들의 반란' 은 암을 이해하는데 많은 정보를 제공했다. 생물학 박사인 저자는 자신의 암 투병 경험을 바탕으로 환경과 암의 관계를 탐구하여 언론들로부터 찬사를 받았다.

농약을 사용하는 농부들은 다발성 골수암에 걸릴 확률이 높고, 그 자녀들은 백혈병에 걸릴 위험이 높고, 여성의 경우는 유방암에 걸리는 비율이 어느 정도 높게 나타났다고 주장한다.

직업적으로 도장공, 용접공, 석면 작업자, 플라스틱 제조자, 염료 및 천 생산자, 광부, 인쇄업자, 방사선 작업 종사자들의 발암율이 높았다. 포름알데히드에 노출된 일꾼은 백혈병에 걸릴 가능성이 높다. 소방관들은 고환암에 걸릴 확률이 2배이고, 이발사와 미용사들이 방광암에 걸릴 위험도 높다. 일터에서 제초제와 휘발유에 노출될 경우 방광암이나 위암에 걸릴 위험이 크고, 디젤 배기가스에 노출된 여성 노동자는 난소암에 걸릴 가능성이 높다. 오염된 공장에서 염화 처리된 용제에 노출된 여성 전자 기술공 들이나 미용실이나 네일 살롱에서 일하는 여성들은 유방암 위험성이 사라지지 않는다.

주위 환경, 직업에 의해 암이 발생하는데 주로 석유 합성 화학 물질이 그 주범이라는 주장이다.

직업뿐만이 아니라 우리 주위 환경을 살펴보자. 여름철 폭염에 에어컨 실외기에서 뿜어내는 그 탁한 바람을 생각해 보자. 아마 많은 유해 물질이 배출될 것이고 그 안에 발암 물질이 내재하고 있으리라 여겨진다. 도시 지하철 환기구에서 뿜어내는 그 탁한 바람 속에서도 발암 물질이 존재 하리라. 시내를 온 종일 배회하는 차량들의 배기가스도 우리들의 건강을 위협하는 주범인데 그 안에는 암을 유발하는 독하고 나쁜 독소가 내재하고 있을 것 이다.

새로운 자동차를 사면 '새 차' 냄새가 나는데 그 새 차 냄새에는 많은 화학 물질의 잔재들이 포함되어 있다. 접착제에서 화학물질로 만든 천 조각이나 플라스틱 제품 등에서 발암물질은 도사리고 있을 것 이다. 그래서 그 좁고 갇힌 공간에서 장시간 운전해야 하는 현대인들은 쉽게 암세포의 출입을 허락하는 숙명적인 처지가 된다. 물론 새집 증후군 역시 발암물질의 노출은 간과해서는 안된다. 단순한 시멘트 독 뿐만이 아니라 바닥재의 접착제, 몰딩, 코팅 처리된 벽지 등등 건강에 해로운 물질들이 산뜻한 인테리어를 연출하지만 그 이면에는 그 공간에서 생활하는 우리들의 건강을 위협한다. 작게는 호흡기, 피부 질환 이지만 더 깊게는 발암 물질들이 우리의 생명을 위협할 수 있다.

흡연자들에 대한 경고는 어제 오늘의 일이 아니다. 담배 또한 외부 환경에 의한 매우 유해한 발암 원인이라는 의학적인 보고와 경고는 이제 너무나 자명하다.

이런 유해한 환경을 벗어나 농촌이나 산간 마을에서 산다면 그 만큼 질병을 예방할 수 있다. 신선한 공기와 오염되지 않은 맑은 물은 건강에 도움이 될 것 이다.

그래서 암에 걸리면 도시를 떠나 신선한 공기가 있는 시골이나 산을 찾아 휴양하는 이유가 여기에 있다. 산업화로 인한 현대와 현대인들은 어쩌면 암이라는 질병과 숙명적인 만남으로 공존하고 있는 셈 이다.

우리는 산업화가 되면서 도시에 밀집하여 살게 되었고, 인구 집중으로 인한 집 부족으로 성냥갑 같은 아파트를 건설하게 되었다. 집을 높이 짓기 위해 강력한 접착력을 가진 콘크리트를 도입했다. 이 콘크리트 또한 우리들의 건강을 위협하고 있다.

콘크리트의 해악을 적나라하게 파헤친 일본 환경 건축가인 후나세 슈스케가 지은 '콘크리트 주택에서는 9년 일찍 죽는다' 는 매우 유익한 정보를 제공한다.

차가운 콘크리트가 몸으로부터 열을 빼앗아가 질병을 유발 시킨다고 주장한다. 콘크리트로 인한 냉열 스트레스가 생명을 단축하고 특히 암을 유발할 수 있다. 목조가 줄어들고 콘크리트가 늘어날수록 단명화되고, 목조율이 높은 지역일수록 장수하고, 목조율이 줄어들수록 유방암 환자가 증가하였다. 도시의 고급 아파트에 살고 있는 여성에게 특히 유방암 발생율이 높았다. 아파트의 도료와 콘크리트로 인해 특히 유방암이 증가했다는 보고이다. 콘크리트는 환경 호르몬을 방출하여 따뜻한 기운을 발산하는 목조 건물이나 흙으로 만든 토담집이 건강에 유익한 것은 자명한 일이다. 콘크리트와 금속은 차가운 기운을 발산하기도 하지만 보습기능이 없어 사람을 건조하게 만들어 건강을 위협한다. 반면 목재와 흙은 자연스럽게 습기를 조절하여 면역력과 저항력을 증진시켜 피로를 회복한다.

그래서 암이 발견되면 종합병원 항암치료보다 우선 공기 좋은 곳에 구들장있는 흙집 한 채 지어 유유자적 살아가는 것도 암을 극복하는 중요한 요양일 것 이다.

평당 몇 천 만원을 호가하는 서울 강남의 고급 아파트 보다 시골 허름한 토담집이 건강에 유익하다. 현대 주거공간이 편리하고 보안을 중요시했는데 건강은 소홀하지 않았는지 모른다. 자연 친화적인 주거환경이 필요한 시기이다.

3) 음식설

제철 음식, 체질음식, 신선한 음식 등은 건강에 이롭다. 하지만 그 반대 음식은 건강을 위협한다.

오래 전부터 탄음식이 암을 유발한다고 알려져 있다. 지방식과 짠 음식 역시 성인병을 유발하면서 암도 예외가 아니다.

요즘 몇 넌 전부터 대장암 환자가 급증하고 있다는 역학 보고는 시사하는 바가 크다. 한국 식단이 서구화 되면서 육류 섭취가 증가하여 그 원인으로 대장암 발생이 증가하고 있다. 육식의 지방 성분이 대장에 오랫동안 머물러 있으며 장내 가스와 유해물질을 발산하여 폴립 등을 형성하고 심지어 악성종양을 만드는 역할을 한다.

한의학의 주요 이론인 체질별 음식을 모르거나 무시하면 또한 질병이 발생할 수 있다. 한의학의 근본은 음양과 오행 이론인데 음식에도 그대로 적용된다. 마늘과 생강은 따뜻한 성질, 상추와 시금치는 차가운 성질을 가지고 있어 체질에 맞는 음식이 건강에 절대적으로 이롭다.

어떤 사람은 상추를 먹으면 다음날 여지없이 화장실에 자주 간다. 장이 차가운 체질이 차가운 상추를 먹어 설사하고 탈이 난다. 상추가 소화기에서 제대로 소화 흡수되지 않기 때문인데 그런 과정에서 유해물질이 배출되어 질병을 발생할 수 있다. 어떤 사람은 우유를 먹으면 속이 참 편하다. 그런데 그 반대로 우유를 마시면 신트림을 하고 속이 더부룩하고 화장실 출입이 잦은 사람도 많다. 장에서 체질에 맞지 않다고 신호를 보내는 것 이다. 그래서 체질에 맞는 음식은 건강을 위해 필수적이다.

본 서적 출간을 결심하게 된 제일 큰 동기는 바로 한의학의 체질 음식을 알리고 싶었기 때문이다. 하루에 세끼 먹는 우리들에게 음식은 그 만큼 건강에 중요한 부분을 차지한다. 본인에게 맞는 음식을 먹어야 질병을 예방하고 치유할 수 있다. 물론 노화를 방지하고 피로를 풀어 주는 것 역시 음식이 많은 부분을 차지하여 음식의 중요성은 거듭 강조하고 싶다.

단백질이 많은 소고기가 모든 사람에게 잘 소화 흡수되는 것은 아니고, 칼슘과 단백질이 많은 우유가 체질에 맞지 않으면 건강에 오히려 해로울 수 있고, 홍삼이 면역력 강화 등 건강에 매우 유익하다고 하지만 체질에 따라 절대 그렇지 않다.

조그만 차이가 큰 차이를 유발한다. 체질에 맞지 않는 음식이 1~2%의 소화 흡수 장애가 생긴다면 그 작은 차이가 축적되어 질병을 발생할 수 있다. 체질에 맞지 않는 고기, 채소, 과일을 매일 먹으면 우리도 모르게 건강을 위협받게 된다.

체질 음식과 식단 등은 암의 예방과 치료에서 자세히 다루기로 하자.

4) 신경성설

암의 원인은 현재 분명한 표준 이론이 정립되지 않고 수많은 설이 복잡하게 거론되고 있다. 수많은 원인 중에 가장 설득력 있게 거론 되는 것이 신경성에 의해 암이 발생 될 수 있다는 '신경성설' 이다.

현대사회가 산업화 되면서 경쟁이 심해지고 물질이 지배되는 시대에 살아가야 하는 현대인들에게 신경과다 스트레스는 어제 오늘의 문제가 아니다. 현대인들은 삶이 윤택해지면서 정신은 오히려 각박하고 정서가 박약해지면서 군중 속에 고독을 느껴야만 한다.

경제가 사회에 영향력을 발휘하면서 내 집 마련, 자녀 교육, 직장문제, 노후 준비 등 많은 부분에 신경을 쓰는 현대인들은 그 만큼 신경성질환에 시달려야 하는 숙명에 처해 있다. 그래서 옛날 농경사회에 비해 신경성 질환이 급증한 것은 부인할 수 없는 현실이다. 농사짓고 하루 세끼 해결하면 큰 걱정없던 옛 농경사회는 단순했을텐데 다양화, 산업화된 현대사회에서는 그 만큼 적응하기 위한 몸부림은 지능지수를 높게 하지만 신경은 더 많이 써야 하는 어려움이 있다.

신경을 쓰면 인체의 좋은 기운이 소모되어 면역력이 떨어진다. 그래서 질병이 발생한다.

현대인들이 경쟁이 심한 현대사회를 살면서 생기는 신경으로 인해 건강을 해치고 있다. 많은 질병의 원인이 신경성으로 발생하는데 병이 깊어 암까지 유발하게 된다.

암의 예방과 치료 중 '정신 건강' 부분에서 자세히 다루기로 하자.

04

암의 특징

1) 산소를 싫어함
   - (1) 공기
   - (2) 피톤치드
   - (3) 물

2) 열에 약함
   - (1) 나노자석 개발
   - (2) 고주파열 치료
   - (3) 셀시우스(Celsius)
   - (4) 알마마텔
   - (5) 뜸의 암 예방 치료
   - (6) 차가운 체질

3) 전이성이 강함

4. 암의 특징

1) 산소를 싫어함

암 세포는 저산소 세포이므로 산소를 싫어하고 이산화탄소를 좋아하는 특성이 있다. 정상세포가 산소 없이 생활할 수 없는 것과 마찬가지로 암 세포는 이산화탄소가 없이 생존할 수 없다.

암은 여러 가지 원인에 의해 정상 세포가 파괴되고 비정성적인 세포가 형성 종양을 형성한다. 혈액 공급이 차단되면서 정상세포에 영양과 산소가 공급되지 못하여 인체에 필요한 세포는 죽고 비정상적인 종양이 형성된다.

그래서 암세포는 종양내부의 저산소증에 의해 발생 되는 것으로 밝혀졌다. 즉 종양의 크기가 커지는 속도에 비해 종양 내부로의 혈관 형성은 지체되어 종양 중심 부위는 혈액 공급이 부족하게 되고 이로 인하여 저산소환경이 형성된다. 암은 혐기성(嫌氣性) 대사를 하면서 증식한다.

암은 맑고 깨끗한 산소를 거부하고 어둡고 지저분한 곳을 좋아한다. 그래서 암은 '어둠의 자식' 이라 할 수 있다. 마치 사회의 폭력배들과 유사하다. 역전이나 뒷골목에 아지트를 둔 조직 폭력배들은 선량한 시민을 괴롭히고 폭력을 휘두른다. 주로 어두운 밤에 활동하는 그 깡패들은 조직을 형성하여 보스가 똘마니들로 그 세를 불리는 것을 보면 암이 타 장기에 전이되는 현상과 비슷하다. 정상적인 사회생활이 아니라 비정상적으로 법을 어기는 행동이 그들의 직업이다. 그래서 그들을 '암적인 존재' 라 부른다. 그들을 사회로부터 격리 시켜야 일반 선량한 시민들이 평화롭게 살 수 있다.

(1) 공기

우리가 사람이 밀집된 지하철이나, 영화관, PC방 등에 장시간 있으면 머리가 아픈데 그 이유는 뇌에 산소가 부족하기 때문이다. 필자는 한의원에 겨울 난방으로 도시 가스를 이용하는데 오후 진료부터는 두통에 시달린다. 가스가 연소되면서 공기 중에 산소를 빼앗아가 실내에 산소가 부족해 두통이 발생한다. 그래서 창문을 자주 열어 환기시키고 가습기를 틀어 산소를 공급해야한다.

사례 몇 년 전 부음을 받았다. 지인이 환갑도 넘기지 않은 나이에 폐암으로 저 세상으로 떠났다는 슬픈 소식이었다. 아직 결혼을 하지 않은 자녀도 있는데, 짝을 맺어주지 않았는데 이 세상을 떠나면서 얼마나 눈 감기가 고통스러웠을까? 그 동안 이승에서 맺은 인연을 끊는데 얼마나 가슴이 메어졌을까. 삶은 죽음이 있기 때문에 완전한 존재라는 어느 선현의 말씀을 빌려 위안삼고 위로 하지만 죽음은 일생 중 제일 슬픈 일이다. 더 이상 이 세상에 존재하지 않는다는 그 허망함을 극복해야하니 죽은 자와 산자 모두에게 슬픔을 남긴다. 물론 종교적인 저승, 환생, 내생, 하늘나라 등등 각기 종교관에 따라 승화의식을 가지는 경우도 있지만 대개의 사람들에게는 고통의 의식이 바로 죽음이다.

그 분은 왜 그렇게 일찍 저 세상으로 떠나셨을까. 그 분의 직업은 공구 소매상이었다. 청계천이 재개발되기 전에 그 많던 공구상중 한곳이 그 분의 삶의 터전이었다. 조그만 가게, 5평은 안되고 2평은 넘은 초라하지만 소박한 공간이었다. 서울 중심이기에 비싼 땅에서는 큰 자리를 차지할 수 없어 가게 빼곡히 공구가 진열되어 있었다. 겨울에는 그 비좁은 가게에 석유스토브가 추위를 몰아

냈다. 추위를 피하기 위해 스토브 가까이에서 몸을 녹이며 공구 장사를 해 가정을 꾸리고 자녀 교육을 시키며 성실한 사회인으로 살았다. 10년, 20년이 지나고 서서히 몸이 망가졌는데 급기야 폐암 진단을 받았다. 암에 대한 가족력도 없는 그 분은 왜 폐암에 걸렸을까? 첫째는 석유난로에서 나오는 유해물질이 그 원인일 것이다. 그 당시는 정제되지 않은 오일을 많이 사용하던 시절이라 건강에 대한 그 폐해는 더욱 컸을 것 이다. 그리고 다음 폐암의 원인은 산소부족에 의한 암세포의 격렬한 공격이었을 것 이다. 석유를 연소하기 위해 실내의 산소는 쓰여지고 상대적으로 인체가 호흡할 산소가 부족하게 된다. 산소가 부족하면 체내에 질병이 발생하고 그 진행 속도가 빨라진다. 즉, 저항력이 부족하고 면역력이 약해져 암이 발생했던 것이다. 체내에 신선한 공기가 공급되어야 질병을 예방하고 극복하는데 청계천 그 좁은 공간의 석유 스토브는 건강을 해치는 주범이었다. 요즘 사용하는 겨울 난방기들 역시 주의를 요해야 한다. 오일이나 가스가 정제되었지만 연료를 연소시켜 산소가 부족한 실내는 암을 유발할 수 있다. 산소를 싫어하는 암은 산소가 부족한 곳에서 생활하는 사람들에게 쉽게 발생하고 쉽게 자신의 영역을 넓혀간다.

요즘 세탁기의 사용 역시 질병을 유발하지 않을까 우려된다. 세탁기를 사용하여 옷의 때를 제거하는데 사용하는 세제에 문제가 있을 수 있다. 세탁기를 이용하여 세탁한 빨래를 아파트 베란다에 건조 시키는데 이상한 냄새가 난다. 그리 유쾌하지 않은 비릿한 냄새가 매우 불쾌하다. 특히 베란다를 닫고 건조 시키면 그 고약한 세제냄새는 더욱 역겹다. 그 동안 '세제의 암유발' 등이 보고되지 않았지만 한번 생각해볼 환경오염이라고 사료된다. 묵은 때를 한 번에 씻어 내려면 그 만큼 강한 세제가 개발되어야 했고, 그런 과정에서 유해물질이 발생할 수 있지 않을까? 우려되고 걱정되는데 정말 유해물질이 검출된다면 우리들의 세탁 방법은 건강을 위해 재고되어야 한다. 혹시 유해물질이 있는 세제를 사용했다면 옷에(특히 내의)에 묻어 있는 그 화학성분은 고스란히 체내에 접촉 흡수될 수밖에 없다. 그래서 그 세제로 인해 어린이들 아토피 피부가 발생하고 더 나아가 성인병을 유발 한다면 정말 친환경 세제의 보급을 확대해야 한다. 아토피로 고생하는 어린이들 옷가지는 세제를 사용하지 말고 세탁해 보자. 세제로 세탁했다면 한 동안 물에 담가 세제독을 제거하여 건조시켜야 한다. 세제에 대한 해악을 피할 수 있다. 어린이들의 연약한 피부에 강한 성분의 세제는 매우 부담스러울 수 있다.

아파트 바닥재를 고급화하여 목재를 사용하는데 문제가 발생한다는 보고이다. 깔끔하고 원목 무늬를 살린 나무 바닥재는 가공할 때 사용하는 접착제와 시공할 때 바닥에 부착할 때 사용하는 접착제가 문제가 된다. '포름 알데히드' 라는 접착제가 피부염을 유발하고 호흡기를 자극하고 심지어 성인병 유발 인자까지 발생할 수 있지 않을까 의심하고 경계해야 한다. 물론 요즘은 건강을 고려하여 친환경 소재를 사용한다고 하지만 마음 놓기에는 좀 불안하다.

그래서 주거 공간으로 옛날 방법인 황톳집에 구들장을 그리워하는 사람들이 늘어나고 그런 친환경 전원주택이 많아지고 있다.

수족관의 열대어 역시 산소가 필요하여 전기를 연결하여 기포를 형성하게 한다. 산소가 부족한 금붕어는 수면 위로 입을 대고 빠끔 거리는 것은 물속에 산소가 부족하기 때문이다. 산소가 없는 물은 죽은 물이나 마찬가지로 그 곳에서는 고기가 살 수 없다.

인체에 산소는 곧 생명이다. 혈액이 전신에 순환 되면 모든 조직이 평화롭다. 그런데 혈행(血行) 장애로 머리에 혈액 공급이 안되면 심한 두통으로 고통을 받고, 말초혈관이 폐색되어 손, 발 끝까지 혈액 순환이 되지 않으면 손발이 차갑고 저리며 심하면 마비가 되어 남의 살 같아진다. 당뇨병 환자분들은 다리가 괴사되어 절단의 아픔을 감수하게 되는 지경에 이른다. 이처럼 인체에 산소는 생명과 같은 구성 요소인데 비정상적인 암세포가 정상 세포에 혈액 공급을 저해 차단한다.

그래서 암을 예방하고 치유하려면 인체에 산소를 원활하게 공급해야 한다. 유산소운동인 산책이나 등산 등은 혈액순환을 도와 체내에 산소를 공급한다.

나이와 체력에 맞는 적당한 운동은 암을 예방할 뿐만이 아니라 치유에 도움이 된다. 좋은 공기 역시 암을 다스리는데 많은 영향을 끼친다. 도심을 벗어나 시골이나 산속에서 요양하면 수명 연장뿐만이 아니라 암 치유까지 되는 경우가 있는데 좋은 공기 때문이다. 그래서 삼림욕이 암환자 치료에 많은 도움이 되는 것으로 알려졌다. 특히 편백나무는 피톤치드 성분이 많은 산소를 함유하여 많은 환우들이 그 곳을 찾는 이유이다. 하루 24 시간 호흡기와 피부를 통해 인체에 흡입하는 공기는 그 만큼 중요하다.

어느 암환자의 일갈은 새겨볼만하다. 여러 암환자들과 암 치료에 관한 많은 정보를 교환했는데 성공 사례의 공통점은 도시를 벗어나 자연과 더불어 요양한 환자들이 암을 극복했다는 경험담은 두고두고 새겨볼만하다. 특히 말기암 환자들은 수술, 항암, 방사선 요법을 마치면 자연 속에서 요양하는 방법이 제일 현명한 치유 방법으로 권하고 있다.

좋은 공기가 암세포의 생성 전이를 억제하고 정상세포를 형성하는 작용이 탁월하기 때문에 암환자들은 공해가 심한 도시를 떠나는 것 만으로도 반은 치유되는 것이다.

자연에 위배되는 공기, 음식, 정신 등으로 발생한 암을 본래 고향인 자연으로 돌아가 치유하는 것은 당연한 방법인지 모른다.

한의학에서는 '천기(天氣)' 라 하여 공기의 중요성을 강조하고 있다.

(2) 피톤치드

전라남도 장성의 편백나무 숲은 암 환자 분들이 가장 가고 싶은 곳이다. 그 곳이 암을 극복할 수 있는 희망의 땅인 것은 편백나무가 있기 때문이다. 일제시대, 한국전쟁을 거치면서 여느 산처럼 민둥산이었다. 해발 621 m 축령산은 이제 편백나무와 삼나무로 채워져 있다. 780 ha 규모의 늘 푸른 상록수림이 거대한 산소통을 이루고 있다. 그래서 암 환우들은 그 곳을 찾는다.

피톤치드(Phytoncide)는 식물이 여러 균 해충은 물론 다른 식물이 자라지 못하도록 내뿜는 휘발성 물질이다. 식물을 의미하는 피톤(phyton)과 죽인다는 치드(cide)를 합성해 만든 용어이다. 식물이 자라는 과정에서 상처부위에 침입하는 각종 박테리아로부터 자신을 보호하기 위해 지속적으로 발산하는 방향물질인 테르펜(Terpene)의 일종이다.

예를 들어 호두나무와 아카시아 나무 주변에는 잡초가 거의 자라지 못하는데, 이것은 피톤치드가 다른 생물에 발아나 생장을 억제하는 역할을 하고 있기 때문이다. 그리고 낙엽송이나 편백 숲에 묘목을 심으면 생육이 좋지 않거나 과수나 채소가 연작이 되지 않는 것은 피톤치드의 영향 때문이다.

우리는 피톤치드만을 호흡하기 위하여 삼림욕을 하는 것이 아니라 테르펜에 다양한 약리작용이 있기 때문에 침엽수림을 찾는다. 테르펜은 인체에 흡수되면 신체를 활성화 시키고 마음을 안정시키며 살균, 살충, 탈취작용을 한다.

삼림욕의 효과를 가진 방향성물질의 대부분을 차지하는 테르펜계의 피톤치드는 활엽수보다 침엽수에 다량 함유되어 있다. 계절로는 겨울보다 여름철에 정유 함량이 높은 것으로 알려져 있다. 일사량이 많고 온도와 습도가 높은 때 상대적으로 많고 시기적으로는 겨울 보다 수목 생성이 왕성한 여름에 피톤치드 양이 많이 분비된다. 오전 6시와 12시 사이에 발산량이 많아 새벽에 숲속에 들어가면 상쾌한 이유는 새벽공기에 테르펜 함량이 높기 때문이다.

침엽수로 정유 성분이 많은 수목은 편백나무를 비롯하여 구상나무, 전나무, 서양측백, 삼나무, 향나무, 잣나무 순으로 밝혀졌다(2003년 김하영 피톤치드의 비밀). 그런데 2013년 우리나라 자생 소나무에서도 편백나무 못지 않은 피톤치드가 나온다는 연구결과가 나왔다. 충남대 산림환경자원학과에서 여름 장성 편백나무 숲과 강릉 제왕산 소나무 숲에서 각각 3회에 걸쳐 피톤양을 측정했다. 그 결과 편백나무에서는 4.93 ng(나노그램)/평방미터 였고, 소나무 숲에서는 5.29 ng로, 소나무 숲에서 피톤치드가 더 많이 발산되였다. 이제 편백나무뿐만이 아니라 소나무 숲도 휴양림으로 그 효능이 충분한 것으로 밝혀졌다.

왜 그 동안 피톤치드가 편백나무에서 가장 많이 나온 것으로 알고 있었을까? 연구진들은 일본인들이 편백나무를 주로 연구했기 때문에 그렇게 되었다고 주장한다. 편백나무는 일본의 대표 수종이기 때문에 편백에 대한 연구가 집중된 결과라고 보고 있다. 그래서 우리나라 침엽수종인 잣나무, 전나무에서 나오는 피톤치드의 양(量)도 정밀 검사할 필요가 있을 것이다.

완당 김정희 선생님의 국보 180호 [세한도]는 너무나 유명하다. 제자 우선 이상적에게 그려준 인문화의 대표작으로 선비와 남자들의 기개와 의리가 담겨 있다. 특히 여백의 미는 애호가들에게 두고두고 회자한다. 그 세한도의 발문을 살펴보자. '추운 계절을 지내고나야 소나무와 잣나무가 시들지 않는다는 것을 안다(歲寒然後知松柏之後凋)' 는 논어 자한편을 인용하였다. 완당 선생님은 소나무와 잣나무(松柏)에서 피톤치드가 나온다는 사실을 아셨을까? 선비를 상징하는 소나무에서 선비 정신과 피톤치드가 나온다.

우리는 그 동안 숲을 막연하게 건강에 유익하다고 인정하고 있었지만 이 피톤치드의 효과 만으로도 그 가치는 충분하다. 숲을 찾자. 가능하면 침엽수림을 찾아 피톤치드를 흡입하자.

한의원에서 암 환자분들을 만나면 거의 두통을 호소한다(말기암 환자에게 두통은 뇌로 암의 전이를 의심해야 하지만). 체내에 산소가 부족하여 머리가 아프고 맑지 못하여 기분이 나쁘다. 침을 맞으면 일시적으로 머리가 맑아지는데 오래 가지 못한다. 그런 환자분들에게 숲을 권한다. 가까운 남한산이라도 가보라고 권한다. 그런데 숲을 다녀오면 신통하게 두통이 사라지고 몸도 가벼워진다. 숲이 우리에게 주는 힐링이다. 치유다. 도심은 공기가 탁하여 환자 분들에게는 치명적인 곳이다. 좋은 의료시설과 유능한 의료진이 있는 도시의 암센터가 안타까운 것은 그 곳에는 알코올 냄새만 있을 뿐 피톤치드가 없기 때문이다.

(3) 물

인간의 몸은 70%가 물이다. 인간이 형성되는 최초의식인 수정란 때는 99%가 물이다. 막 태어났을 때는 90%, 완전히 성장하면 70%, 죽을 때는 50% 정도가 된다. 인간은 태어나서 죽을 때 까지 물 상태로 살아간다. 물이 차지하는 비중이 매우 높기 때문에 건강하려면 좋은 물을 일정량 섭취해야 한다.

물 역시 산소 공급원이라 환자분들에게는 매우 중요하다. 건강한 사람들뿐만이 아니라 환자분들에게도 좋은 물은 필요하다. 맑고 깨끗한 산천을 찾아가면 그 곳은 맑은 공기와 함께 맑은 물이 있어 요양하기에 적합하다.

전국에 장수 마을을 조사해 보았더니 비결이 공통적으로 그 마을 물에 있다는 보고는 시사하는 바가 크다.

물은 살아 있는 생명체로 음악 소리에 따라 물의 형체가 변한다는 보고서는 매우 충격적이었다. 아름다운 클래식을 들려주면 몸에 유익한 육각수로 변하고, 공장의 소음을 들려주면 찌그러지고 탁한 모습을 나타낸다.

서울 수돗물은 깨끗하게 정화된 물이라 생수로 마셔도 좋다는 시당국의 홍보에도 시민들의 반응은 그리 반갑지 않다. 왜 그럴까? 염소로 소독한 물의 결정체는 대장균수는 정상 범위로 줄었지만 물의 결정체는 상처를 입어 좋은 물 상태가 되지 못한다. 그래서 많은 시민들은 물을 끓여 먹거나 생수를 사다가 마시고 있는 실정이다.

건강한 사람뿐만이 아니라 환자에게는 더욱 건강한 물이 건강을 지켜준다. 정수장에서 소독되어 쇠파이프를 타고 공급되는 수돗물보다, 심산유곡이나 깊은 바닷밑에서 용출된 그런 물이 우리들 건강에 절대적으로 필요하다.

2) 열에 약함

몸이 저체온일 때 암세포가 빨리 증식한다. 혐기성 대사를 하는 암세포한테는 저체온이 활동하기 좋은 환경이다. 정상 세포가 암세포로 형성되는 것은 미토콘드리아생명체에서 이어지는 호기성 대사의 경로가 파괴되어 혐기성 대사로 증식하는 세포로 바뀌는 과정이다.

체온은 환자의 병세를 파악하는 매우 중요한 진단방법의 하나이다. 평소 몸 상태가 좋지 않으면 체온이 정성보다 0.3~ 0.5℃ 낮게 된다. 체온저하는 면역력 저하라고 볼 수 있으며 저체온의 비율이 높은 질병이 바로 암과 우울증이다. 암세포는 미토콘드리아의 수가 적고 해당계 중심의 에너지 대사를 하는 세포이다. 저체온증과 저산소 환경에서 살아 남고자 암세포가 된 것이다. 따라서 암세포가 살기 힘든 환경을 만들려면 체온을 상승시켜서 미토콘드리아의 기능을 부활시키면 된다. 또한 뇌신경세포에는 미토콘드리아 수가 많다. 그런데 저체온증이 되면 미토콘드리아의 작용이 저하되면서 우울증을 일으키게 된다.

그래서 체온을 올리는 것은 암환자에게 좋은데, 체온이 오르면 암세포를 공격하는 림프구의 일종인 자연살해세포(NK세포)가 활발하게 활동하기 때문이다.

일본의사로 체온 건강법을 소개한 이시하라 유미(石原結實)는 '체온이 1℃ 낮아지면 면역력은 30%나 떨어지며, 반대로 1℃ 상승하면 면역력은 5배 증강된다' 고 보고했다. 또한 육체적 피로, 정신적인 스트레스, 각종 관절 척추 질환, 암, 고혈압, 당뇨, 비만 등도 저체온증이 원인이라고 주장한다. 비만 역시 저체온증으로 발생하여 몸을 따뜻하게 하는 차를 권하고 있다.

위에서 설명한 궐증(厥症)은 냉증(冷症)으로 몸이 차가운 체질이 쉽게 암에 걸릴 수 있다. 한의학에서 궐증은 오장육부가 차가운 냉증을 말하지만 꼭 체온만을 의미하지 않는다. 기능이 차갑다는 뜻이며 꼭 체온이 낮은 상태를 의미하지는 않지만 체온은 암 진단과 예후에 중요한 방법이라 꼭 체크해야한다.

몸에 열을 발생시키는 방법 중에 제일 효과적인 것은 운동일 것 이다. 요가나 스트레칭 같은 정적인 운동보다 동적인 빨리 걷기, 등산, 테니스, 배드민턴 등이 심장박동을 촉진하면서 혈액순환을 시키면서 몸을 따뜻하게 해 준다. 약간 땀이 나고 약간 숨을 헐떡거리는 수준의 운동이 신진대사를 촉진하여 몸에 이롭다. 체력에 맞는 운동은 암세포의 발생을 억제시키고 활동을 저해하는 효과가 있어 평소에 운동하는 습관은 건강을 위한 제1 덕목이라고 할 수 있다.

적외선 체열 진단기로 진단하여 신체가 파란색으로 나타나면 냉증으로 암에 주의해야 한다. 그런 분들은 몸이 냉하고 수족이 차가울 뿐만 아니라 추위에도 예민하고 대개 소화력이 약해 소화기 장애가 발생한다.

특히 요즘 여성들은 거의 손발이 냉하고 추위에 매우 약하다. 그래서 소화기와 생리 등에 문제가 발생하여 내원하는 경우가 많은데 꼭 치료를 받아 체질을 개선할 필요가 있다. 아무래도 현대인들이 시멘트 문화에 거주하고 환경 오염 등에 쉽게 노출되어 인체가 냉해지는 경향이 있는 것으로 여겨진다.

옛날 우리 선조들은 농경사회로 살아 흙과 가까이 하고 흙집에서 살아 자연과 더불어 지내 요즘처럼 몸이 냉하지 않았을 것 이다. 아파트 문화가 아닌 아궁이와 구들장 주거환경이었으니 신체의 온열유지에는 문제가 없었다. 따뜻한 기운이 배출되는 흙집은 몸을 온(溫)하게 해주었다. 또한 아궁이에 불을 때면서 그 온기를 온몸으로 받아 건강에 도움이 되었다. 불을 때고 나면 이글거리는 잉걸불에 몸을 쬐고 생선이나 고구마를 구어 먹던 생활은 건강에 유익했다. 천연 찜질방 역할로 체온 상승을 유발하는 선조들의 지혜요 생활 습관이었다. 사라져가는 아궁이와 구들장 흙집이 요즘 교외 전원주택 등으로 다시 각광을 받고 있는데 건강을 위해 많이 보급되어야 한다.

(1) 나노자석 개발

한 가지성분으로 이뤄진 기존 나노 입자와 달리 두 가지 물질을 조합해 만든 '이중 구조 나노 자석' 을 만들어 의료기로 만들었다. 이 나노 자석은 기존 나노 입자에 비해 30배까지 열 방출량이 높아 효과적으로 암세포를 죽일 수 있다는 연구 이다.

암 세포는 열에 약해 최소 42℃ 이상의 열을 지속적으로 가하면 암세포의 증식을 억제할 수 있어 나노 자석을 치료기로 사용할 수 있다. 나노 입자에서 방출되는 뜨거운 기운이 암을 억제, 치료해 준다는 이론이다.

(2) 고주파열 치료

유방종양을 수술 없이 섭씨 70-90℃로 가열해 없애버릴 수 있다는 연구결과가 나왔다. 스웨덴 카롤린스카 의과대학의 카린 레이프란드(Karin Leifland) 박사는 초음파 영상을 통해 바늘 같이 가느다란 전극을 유방종양 속에 밀어넣고 전류를 넣어 온도를 최고 섭씨 90℃까지 올리면 수술 없이 유방종양을 제거할 수 있다고 밝힌 것이다.

'선택적 고주파열치료' (Preferential Radio-Frequency Ablation)라고 불리는 이 치료법은 부분마취 아래 시행되며 10분이면 시술이 끝나 환자가 아무런 통증과 흉터 없이 집으로 돌아갈 수 있다고 레이프란드 박사는 밝혔다.

가열로 죽은 종양조직은 그대로 두면 반흔(상처)조직으로 아물어 아무런 해를 미치지 않는다고 한다.

환자는 시술 1, 6, 12개월 후, 그 다음부터는 매년 자기공명영상(MRI), 유방X선 촬영, 초음파검사를 통해 종양이 재발하거나 전이되지 않았는지 확인하게 된다.

지금까지 80여명의 환자가 이 시술을 받았으며 최장 2년까지 추적 관찰했지만 한 사람도 암이 재발되지 않았다.

레이프란드 박사는 이 치료법은 외과적 수술보다 비용이 훨씬 적게 든다면서 앞으로 5년 안에는 이 방법이 표준치료법이 될 수 있을 것이라고 말했다.

이 치료법은 유방종양 덩어리가 하나 뿐이고 크기가 2 cm미만인 초기 유방암에 적합하며 이 밖에 환자가 나이가 많거나 당뇨병 또는 호흡기질환이 있어 수술이 어려운 경우에 쓸 수 있을 것이라고 그는 덧붙였다.

이러한 고주파열치료는 신장암, 간암, 뼈암(bone cancer) 등의 치료에 이미 사용되고 있다

(3) 셀시우스(Celsius)

셀시우스는 13.56MHz 고주파를 이용한 새로운 온열암치료기로서 암치료와 항암제 및 방사선치료와 함께 사용하기 때문에 치료 효과를 제고한다.

고주파 온열암치료기는 CT나 MRI와 같은 영상진단 장비의 도움을 받지 않고도 자동 초점 기능이 있어 암 세포만 찾아 치료한다. 때문에 항암제나 방사선치료와는 달리 통증이 없고 무독성이다.

(4) 알마마텔

국내 의료기 회사에서 개발한 전신 온열 치유의료기이다. 피부만 따뜻하게 하는 것이 아니라 세포의 분자 운동 에너지와 같은 특수 광물에너지를 인체 깊숙이 침투시켜 세포분자 운동을 활성화함으로써 세포의 자기 발열 효과를 높인 전신 온열 치료기이다. 이 의료기의 원리는 인체에 가장 유익한 4~16마이크로 미터 에너지를 방사하는 특수 소재를 내부 전체에 설치해 몸속 4 cm까지 에너지를 침투시킨다. 침투된 에너지가 9.36마이크로미터의 인체내 세포분자 운동 에너지와 만나게 되면 공명공진 현상에 의해 세포가 활성화되고 자기 발열을 일으켜 온열반응이 일어나 몸속 체온을 0.6~2℃ 상승시킨다.

이를 통해 미세혈관이 확장되고 피하층 피부온도가 상승하는 것은 물론 혈액순환과 신진대사 촉진, 노폐물 배출, 진통작용 등에 직접적인 도움을 준다. 특히 말마마텔로 흘리는 땀은 사우나에서 흘리는 땀과는 달리 전해질 배출이 적다.

한국 기초과학지원 연구원에서 실시한 분석에 따르면 운동으로 흘리는 땀보다 인체에 쾌적하고 Ca, Mg, K, Na 등의 전해질이 적게 배출돼 인체를 산성화하지 않으면서 노폐물 배출에 효과적인 것으로 확인됐다. 몸에 무리를 주지 않고 섭씨 45℃ 까지 체온을 상승시켜 각종 노폐물을 배출시키는데 특히 발암물질인 유해 중금속류, 고혈압 원인인 나트륨, 동통의 원인인 요산 등의 배출을 촉진한다.

(5) 뜸의 암 예방 치료

뜸은 가장 전통적이고 가장 손쉽게 할 수 있는 온열요법이라고 할 수 있다. 단순하지만 그 효능은 매우 경제적이면서 실용적인 치료 방법으로 한의원이나 가정에서도 간단히 쉽게 시술할 수 있는 장점이 있다.

서양의학에서는 냉증이라는 개념을 무시하는데 한의학에서는 예전부터 냉증은 면역력 결핍, 저항력 부족 등으로 보아 만병의 원인으로 보았다. 그래서 몸을 따뜻하게 하는 뜸법이 개발되어 질병의 예방과 치료에 사용하고 있다.

동의보감 침구편(鍼灸篇)을 공부해 보자.

병을 다스리는 큰 법칙은 겨울에는 몸을 따뜻하게 하고 뜸을 뜨는 것이다.

모든 병에 약이 미치지 못하고, 침(鍼)이 이르지 못하는 것 또한 뜸을 떠야한다.

몸이 허약한 사람은 뜸을 떠야하는데, 뜸의 뜨거운 기운으로 하여금 기운을 돕는 것이요. 병의 기운이 강한 환자에게도 뜸을 뜨는데, 병의 나쁜 기운을 뜸의 화기로 발산하는 작용을 한다.

몸이 차가운 사람은 뜸을 떠 몸의 기운을 따뜻하게 복원하는 것이요.

몸이 뜨거운 사람은 뜸을 뜨면 울열한 병의 기운을 밖으로 발산하는 것이다.

治病大法灸宜溫及灸

凡病藥之不及鍼之不到必須灸之

虛者灸之 使火氣以助元陽也 實者灸之 使實邪隨火氣而發散也

寒者灸之 邪其氣之復溫也 熱者灸之引鬱熱之氣外發火就燥之義也

(6) 차가운 체질

구한말 동무(東武) 이제마께서 '동의수세보원' 을 저술하여 태양인 소양인 태음인 소음인의 체질마다 생리 병리의 기전이 다르므로 마땅히 치료도 다르게 해야만 한다고 하는 세계초유의 체질의학을 계발하고 동양의학의 깊은 이론을 발표하였다.

이 사상체질을 다시 냉한 한성(寒性)과 따뜻한 열성(熱性)으로 세분화하여 8상체질로 분류하였다. 태음인 소음인 소양인 등을 한성, 열성으로 나뉘었는데, 이 한성 체질에 암이 유발될 가능성이 높을 것으로 여겨진다. 몸이 냉한 체질은 암에 쉽게 걸릴 확률이 높은데 몸이 냉하여 손발이 차갑고 추위에 예민해 혈액순환이 안 되어 쉽게 암에 걸릴 수 있다. 아직 임상 통계가 없지만 냉한 체질들이 복부에 덩어리인 적취(積聚) 현벽(痃癖) 징가(癥瘕) 등이 쉽게 형성되는 것을 보면 암세포도 쉽게 생길 가능성이 높을 것으로 생각된다.

또한 항암 효능이 있다고 보고되는 한약재들을 보면 모두 몸을 따뜻하게 하는 온성(溫性)이나 몸을 덥게 하는 열성(熱性) 약재들이 많다. 항암효과가 있다고 알려진 마늘, 인삼, 호초, 옻 칠, 부자 등은 모두 온(溫)하거나 열한 성질을 가진다.

3) 전이성이 강함

암은 낡은 세포를 교체하기 위해 출연한 세포가 아니라 돌연변이처럼 완전히 새롭게 출현하는 세포 덩어리라고 해서 '신생물' 이라고 부른다. 그래서 '악성 신생물' 이라는 말은 암의 또 다른 이름이다. 왜 '악성' 이냐하면 정상세포에서는 볼 수 없는 암세포만의 3가지 특질이 있다.

무한한 증식능력(아폽토시스 회피), 정상 세포속으로 빠르게 파고 들어가는 침윤(인베이젼), 엉뚱한 곳으로 건너 뛰어 그곳에서 또 다른 식민지를 만들어 버리는 전이 능력을 가지고 있다. 그래서 '악성' 이나 '독종' 이라고 불릴 수 있다.

암의 전이는 수술이나 항암, 방사선 치료 후에도 죽지 않고 살아 숨어 있던 암세포가 주위 장기에서 활동하는데, 처음 보다 더 악성도가 심하게 된다.

암 세포는 정상적인 분열 증식을 무시하고 무제한으로 재생산, 증식한다. 또한 한곳에 머무르지 않고 다른 영역에 침범해 그 곳에서 다시 기생 성장한다. 이처럼 끈질긴 암세포는 마치 영화 '터미네이터' 처럼 총을 맞아도 죽지 않는 불사조 같은 끈질긴 생명력을 가지고 있다.

정상적인 세포는 50-100회 정도 분열하면 더 이상 분열하지 않는데 암 세포는 정상 세포와 달리 정해진 수명이 없다. 암 세포는 암 환자가 운명을 달리할 때 비로소 죽는다. 그 이유는 암세포가 종말절을 없애 버리는 '텔로메라제' 라는 효소를 분비하여 무한정 증식 분열하기 때문이다.

인체 정상적인 세포는 모세혈관과 연결되어 영양분을 공급받고 노폐물을 방출한다. 정상 세포는 태아 성장기나 상처 회복기, 여자 생리 등을 제외하고는 모세혈관을 만들지 않는다. 그러나 암세포는 끊임없이 모세혈관을 만든다. 이러한 비정상적인 모세혈관은 암 세포의 영양 공급로가 되고 커다란 종양 덩어리를 만드는 역할을 한다. 암세포가 죽지 않고 계속 자랄 수 있는 것은 비정상적인 모세혈관의 형성과 그 혈관을 통해 충분히 영양 공급을 받기 때문이다.

그래서 암 환자에게 제일 문제가 암 전이 예방인데, 그 방법이 바로 모세혈관이 생성되지 못하게 하는 것 이다. 그래서 암 환자 수술과 항암치료, 방사선 치료시 혈관 형성 억제를 동시에 다스리는 방법이 전이를 예방하는데 훨씬 효과적이라는 보고다. 혈관 억제 효능이 있는 한약재로는 동충하초, 우황 등 희귀 고가약 뿐만이 아니라 황금(黃芩). 황련(黃蓮) 등이 추천되어 연구되고 있다.

한의학에서는 오행(五行) 상생 상극 이론에 의해 전이의 예후를 판단한다. 암이 전이되는 장기에 따라 치료가 용이하기도 어렵기도 하다는 이론이다.

목(木)은 간과 담이 배속되고, 화(火)는 심장과 소장이, 토(土)는 비위(脾胃)가, 금(金)은 폐와 대장이, 수(水)는 신장과 방광이 배속된다.

목과 화는 상생으로 모자(母子)지간과 같아 서로 도와주고, 목과 토는 상극으로 예후가 좋지 않다.

예를 들면 대장암이 간으로 전이되면 예후가 좋지 않고(金克木), 위암이 대장으로 전이되면 토생금(土生金)하므로 예후가 나쁘지 않다고 본다.

05

항암제의 허실

5. 항암제의 허실

사례 | 살다보면 가까이 지내는 친구들이 있다. 고향 친구라고 학교 친구라고 모두 친하지 않고 가까운 곳에 살면서 자주 만나고 많은 이야기를 나누면서 인간의 정, 남자의 의리를 확인하면서 살아가는 돈독한 친구가 있다. 정말 아내에게 못하는 속내를 드러낼 수 있는 친구가 한 둘 있게 된다. 그래서 기쁨과 슬픔을 공유하면서 살아가는 친구가 있다면 삶이 여유롭고 옹색하지 않을 것 이다. 필자에게도 주위에 그런 친구들이 있어 가끔 술 한잔 나누며 갖는 시간이 얼마나 즐겁고 유익한지 모른다. 그런데 그런 친구 부인이 암 진단을 받았다.

2년 반 전의 일이다. 가슴에 멍울이 잡혀 인근 병원에 갔고, 검진한 그 준종합병원은 종합병원으로 이송 자세한 검진을 의뢰했고, 진단 결과 유방암 3기였다.

아! 50대 초에 유방암 3기라니 믿기지 않은 진단 결과였다.

먼저 수술요법, 부분절개가 아닌 완전 절개와 복원 성형수술, 그리고 항암치료. 수 차례에 걸친 항암치료로 나타나는 고통은 탈모를 통해 그 고통을 상징적으로 표현했다. 얼마나 힘들면 그 고운 머리가 통째로 뽑힐까. 얼마나 힘들면 차라리 죽음을 선택하고 싶은 충동이 일어날까. 그래도 그 방법이 최선이라니 참고 또 참았다. 그리고 그 고통의 고비를 넘기고 바로 시작한 방사선 치료. 현대의학에서 주장하는 수술요법, 항암치료, 방사선 치료. 3 고비를 모두 넘기고 물 좋고 공기좋은 곳을 따라 여행과 요양을 거듭했다.

그리고 찾아온 간헐적 두통, 수시로 머리가 아프면 공기 좋은 산을 찾았고 그러면 통증이 완화되었다. 그런데 통증이 잦고 강도가 세어져 검진을 했다. 그런데 암세포는 거세게 정상세포를 침식하고 있었다. 뼈로, 폐로 전이된 것 이다. 그래서 재입원 다시 항암치료, 그리고 전두부 탈모. 여성으로서 두 번째 겪는 탈모, 그리고 그만큼의 고통. 어느 항암제가 효과를 나타낼지 모른다며 독한 항암제를 또 다시 투여했다. 어쩌면 안 환우들은 인체 실험의 대상인지 모른다는 무서운 공포가 있었다.

그리고 호흡곤란, 산소마스크, 그리고 고통 속에서 그 많은 인연들, 그 소중한 인연들을 끊고 이 세상을 떠났다. 아직 아이들이 어린데 그 초롱초롱한 눈망울을 어떻게 두고 떠나셨는지 주위 사람들은 모두 눈시울을 붉혔다.

과연 현대의학은 2년 반 동안 그 친구 부인에게 어떤 도움을 주었는지? 그 환우에게 얼마나 많은 의료혜택을 주었는지 반문하지 않을 수 없다. 차라리 수술을 하지 않았더라면, 지독한 고통을 수반하는 항암치료를 하지 않았더라면 어땠을까?

항암 치료 받을 때 암 환우와 보호자들은 의사에게 묻는다. 항암제를 맞으면 암이 치유되고 전이를 억제할 수 있냐고 물으면 어느 의사도 흔쾌히 말하지 못한다. 몇 %의 확률도 말하지 않는다. 또 의사들이 주문대로 항암 치료를 다 마치고도 효과가 없으면 다시 새로운 항암제가 나왔다고, 이번 항암제는 효과가 있을지 모른다고 그 고통스런 항암투여를 권했단다. 그리고 새로운 항암제를 맞고 얼마 지나지 않아 운명을 달리했는데, 새로운 항암제로 인해 병세가 더 악화되어 수명이 단축되었다는 가족들의 증언은 의학적인 판단으로 규명되지 않았지만 항암제는 많은 의문을 제시했다.

현대의학 치료를 받지 않았어도 2년 반이라는 수명 연장은 그대로 유지 되지 않았을까. 치료과정에서 일어났던 고통은 피하고 가족과 여행하면서 인생을 정리할 시간이 훨씬 많았을 것 같았다. 수술과 항암, 방사선 치료를 해도 이렇게 극복하지 못했는데 차라리 적지 않은 의료비는 차지하더라도 병원 신세지지 않고 인생 마지막을 정리할 여유를 더 가질 수 있었을 것 같았다. 빈소를 찾은 조문객들은 이구동성 현대의학의 한계를 이야기 했고 암의 무서움을 토로했다. 항암제, 의사가 권한다고 무조건 따를 치료가 아니라며 분개했다.

이 시대 최고의 저널리스트이자 지(知)의 거장인 일본 다치바나 다카시(立花隆)는 2007년 방광암에 걸렸다. 우리나라에도 그의 저서가 많이 번역 출간되었는데 그가 본인의 암을 다스리는 과정에서 겪은 암에 대한 많은 이야기를 2012년 책으로 출간했다. '암과 생명에 관한 지적 연구' 라는 부제가 붙은 '암' 에서 암에 대한 유익한 정보를 이야기 했다.

특히 항암제에 대한 그의 의견은 시사하는 바가 컸다. 조심스런 그의 의견을 본문을 직접 인용해 본다.

'암에는 항암제가 명백히 효과를 발휘하는 암도 있고 반드시 효과가 있다고 할 수 없는 암도 있다. 항암제가 효과를 발휘하는 암은 소수이며 듣지 않는 암이 대부분이다. 환자가 바랄 수 있는 것은 약간의 연명효과(대부분 2개월 정도)와 증상완화에 불과하다.

항암제에는 예외없이 강한 부작용이 있다. 부작용이 심할 경우 항암제의 이점(연명효과)과 단점(삶의 질 저하)을 저울에 올린다면 어느 쪽으로 기울지 의문스런 사례가 많다.

나는 아직 그런 강요받는 단계 까지 오지 않았다. 수술 후의 일반적인 요법으로서 일정 기간 항암제를 복용했지만, 앞으로 재발할 경우 기본 치료법으로서 화학요법(항암제치료)을 선택할지에 질문 받을 것 이다. 이에 대한 답변을 지금 분명히 정하지 않았지만, 나는 연명보다 삶의 질을 유지하는 쪽을 택할 것이다(84~85쪽).'

또 일본의 방사선과 의사인 곤도 마코토는 일본에서 50만부 이상 팔린 '환자여, 암과 싸우지 마라' 에서 항암제의 문제점을 심하게 파헤쳤다. 항암제를 사용한 사람과 그렇지 않은 사람 간에도 수명에는 거의 차이가 없다는 데이터를 제시하여 사람들을 놀라게 했다. 결국 항암제로 고칠 수 있는 암은 실제로 없다는 사실에 많은 의사들도 인정하고 이의를 제기 하지 않았다.

세계적인 명의라는 신야 히로미는 효소(엔자임)가 수명을 결정한다며 효소의 중요성을 강조했다. 그런데 엔자임에 가장 나쁜 것이 '항암제' 라는 것 이다. 현대의학에서 암수술을 한 후에 암의 전이가 전혀 보이지 않는데도 예방 차원에서 일정기간 항암제를 사용하는 것이 정론화 되었는데 그는 항암제는 맹독성이라 사용하지 않는다고 했다. 항암제의 부작용이 식욕부진, 구토, 탈모 등인데 엔자임이 부족해 일어나는 증상이다. 항암제를 해독하는 엔자임의 양이 많이 소모되어 건강을 유지하는 효소가 부족해서 부작용이 나타난다. 그래서 효소가 부족한 노약자나 허약체질에게 항암제는 오히려 발암제일 수 있다고 경고하고 있다. 항암제는 '독으로 독을 제압' 하는 것인데 효소가 부족하여 그 독을 극복하지 못하여 항암제는 발암제가 될 수 있는 것이다(항암제로 암이 낫지 않는 이유는?).

2013년 최근에 발간된 '시한부 3개월은 거짓말' 에서도 '위암 폐암 대장암 자궁암 등 덩어리를 만드는 고형암은 치료를 하든 하지 않든 생존기간은 다르지 않다' 고 충격적인 주장을 했다. 그러면서 '항암제는 효과가 없다' 고 단호히 말하고 있다.

후나세 슈스케는 '신면역혁명' 에서 붕괴하는 현대의학을 적나라하게 지적했다.

'항암제의 참극이 전형적인 예이다. 항암제라는 맹독은 매년 약 27만명이나 되는 암환자를 학살하고 있지만 아무도 눈치채지 못한다(125쪽).'

'약을 처방하고 투여하는 의사 자신은 정작 그 약을 복용하려고 하지 않는다. 한 조사 결과에 따르면 의사 271명에게 '당신은 암에 걸릴 경우 항암제를 맞으시겠습니까?' 라는 질문에 270명은 단호히 "아니오" 라고 답했다고 한다(113쪽) ' 후나세 슈스케는 또 다른 저서 ' 항암제로 살해당하다 '에서 암환자의 80%는 치료에 의해 살해 당한다고 현대의학을 불신했다. 일본에서는 매년 31만 명의 암환자가 목숨을 잃고 있다. 많은 의사들은 '그 중 25만명 가까이가 실은 암이 아니고, 항암제의 맹독성이나 방사능 치료의 유해성, 수술로 인한 후유증으로 살해된다' 라는 놀라운 증언을 하고 있다.

어느 대학의 의사가 그 병원에서 1년간 사망한 암환자의 사망원인을 규명한 결과 놀랍게도 '80%가 암에 의해서가 아니라 항암제 등의 암치료가 원인이 되어 죽었다' 는 것이 판명되었다고 한다. 그러한 규명의 의학 논문을 학장에게 보였더니 그 자리에서 찢어 없앴다는 것이다.

이러한 모순은 아우슈비츠의 대학살에 버금가는 사실에 모골이 송연해지는 것이다. '의료살육' 의 현실은 아마 한국에서도 동일할 것이며 '암산업' 이란 거대한 돈벌이 사업이 세계의 의학계에 만연하고 있기 때문이다.

일본 의사인 후쿠다는 '암을 급속하게 악화시키는 가장 큰 원인은 항암제이다. 방사선 치료도 면역력을 무력하게 만든다. 항암제와 방사선 치료, 수술, 항생물질, 스테로이드, 진통제 등을 무턱대고 사용하지 않는다면 암은 그리 쉽게 진행하지 않는다' 라고 주장했다.

후생 노동성 사무관이 항암제가 효과 없음을 증언한 사실과 미국 국립 암연구소의 데비타 소장이 회의에서 항암제를 사용하는 화학요법은 효과가 없다고 충격적인 증언을 했다.

많은 이들은 암환자들이 병원에서 생체 실험 대상이니 항암제를 중단해야 한다고 주장하고 있다.

최근에 발간된 안드레아스 모리츠는 그의 저서 [암은 병이 아니다]에서 '항암 화학요법과 방사선요법은 새로운 암이 발생할 확률을 100배 이상 높인다' 고 인용했고 '항암 화학요법 약은 인간의 몸에 투여할 목적으로 만든 약 중에서 가장 독성이 강한 물질이다. 항암제로 인해 때로는 사망원인이 되기도 한다' 고 경고하고 있다.

암환자가 치료방법을 선택하는데 도움이 되는 서적인 [암은 병이 아니다]에서 저자는 다음과 같이 적나라하게 항암제와 방사선 치료의 해악을 설명하고 있다.

'이 나라의 암환자 대부분은 암이 아니라 항암 화학요법 치료 때문에 사망한다. 항암 화학요법은 유방암, 대장암 혹은 폐암을 제거하지 못한다. 이러한 사실은 지난 10여년간 많은 곳에서 보고되었다. 하지만 의사들은 아직 이런 종류의 암에 항암 화학요법을 사용하고 있다. 유방암에 걸린 환자들은 항암 화학요법 치료를 받지 않을 때 보다 치료를 받을 때 더 빨리 사망하는 것으로 보인다'

약의 선택은 질병의 치유와 악화를 좌우 할 수 있어 그 선택이 중요하다. 치료 방법의 중요성을 강조하는 메시지가 있다. 병은 사람을 죽일 수 없지만(病不能殺人), 약은 사람을 죽일 수 있다(藥能殺人)는 격언을 되새겨 교훈으로 삼아야겠다.

오스트리아 노던시드니 암센터의 방사선 종양학과에서 22개의 주요 성인병을 대상으로 항암 화학요법이 5년 생존율에 기여하는 정도를 조사했는데 다음과 같은 놀랄만한 결과가 나왔다. 즉 근치적 항암 치료제와 보조적 항암 치료제를 모두 합한 세포 독성 항암 치료제가 성인 암에서 5년 생존율에 기여하는 정도가 오스트레일리아에서는 2.3%, 미국에서는 2.1%로 조사 되었다.

다치바나 다카시의 암에 대한 의견은 우리들이 암을 이해하는데 도움이 되리라 여겨진다. 암은 아직 모른 것이 너무 많아서 가까운 장래에 암의 수수께끼가 완전히 풀릴 거라고 전혀 기대할 수 없다. 암이라는 병은 생명의 본질적 부분과 불가분 연결되어 있다. 우리가 살아있는한 암 유전자로부터 자유로울 수 없다.

그 동안 암은 일단 죽여야 할 대상이었지만, 이제는 그 존재를 공유하고 공존하는 방법을 배워야 하는 단계가 아닌가 한다. 그래서 암 치료 목적은 암세포의 박멸, 암세포의 소실이 아니라 암세포가 늘지도 줄지도 않는 안정 상태를 유지하는 것이어야 한다. '암 휴면요법' 이 암을 다스리는 현명한 방법이다.

그래서 항암제는 암 치유에 아주 미미한 치료 영역인데 너무 큰 효과를 기대하고 있는지 모른다.

그래서 식사 개선, 웃음, 신체 보온, 면역 증진, 침뜸, 한약 항암제 등 자연요법은 매우 유익하고 의미있는 방법으로 제시되고 있다.

06

암의 예방과 치료

6. 암의 예방과 치료

1) 운동

암의 예방과 치료에 빠지지 않는 요건이 음식과 운동이다.

필자는 진료하면서 환자분들이 두 부류로 나뉘어지는 것을 발견한다. 자신의 건강을 위해 열심히 운동하는 분들과, 그 반대의 분들이다. 전자는 원래 성실하고 부지런하여 새벽에 일어나 약수터이든, 헬스클럽이든, 정기적인 등산이든 지속적으로 운동하는 분들로 나이 보다 젊게 산다. 성인병이 적고 기력도 왕성하여 병의원 신세를 별로 지지 않는 분 들이다. 반대로 생활 활동 반경이 크지 않고 외출을 하지 않고 땀 흘리는 것을 싫어하고 신경을 많이 쓰고 건강을 소홀히 하여 조로(早老)현상이 나타나 어깨 쑤시고 요통, 무릎 관절통은 기본이다. 그래서 평소 운동을 게을리 하지 않는 분들은 만성피로에 걸어 다니는 종합병원이다.

그런 분들에게 고혈압, 당뇨병, 심장병 등은 물론이고 암 까지 쉽게 발병할 가능성이 매우 높은 것은 이미 알려진 사실이다. 유산소 운동이든 근력 운동이든 신체를 자극해야 오장 육부 역시 활발하게 움직이고, 특히 심장 기능이 강화되어 전신에 혈액순환이 잘 된다. 체내에 노폐물을 배설하여 혈액을 맑게 하여 노화를 예방하는 이론 등은 가장 기본적인 의학 상식이다.

암 진단을 받으면 항상 의사는 수술, 항암요법, 방사선 치료하면서 회복기에 운동을 필수적으로 권하는 이유도 여기에 있다.

특히 암은 전이 발생이 바로 생명과 연관되어 운동은 암 전이를 억제하는 1순위 인 셈이다. 그래서 좋은 공기 마시며 운동하느냐 여부가 바로 회복의 열쇠가 된다. 좋은 공기마시며 체력에 맞는 운동으로 몸 안에 내재한 암세포의 성장을 억제할 수 있다.

운동으로 암 발생 저항력을 갖게 하려면 매일 시속 6.0 km 정도의 빨리 걷기를 30분 이상 해야 한다. 살짝 몸에서 땀이 나는 수준이다. 더 나아가 최적 항암 상태가 되려면 하루 속보 60분 이상 또는 달리기 30분 이상이 필요하다. 달리기 대신 수영이나 강도 높은 자전거 타기도 괜찮다. 숨이 차고 심장 박동이 증가하는 운동이면 된다. 운동시간이 길수록, 강도가 셀수록 항암효과는 높아진다.

미국 암학회(American Cancer Society)는 최소 30분의 강도 높은 운동을 1주일에 5일 이상 권고하고 있다. 인체에 좀 강한 자극적인 운동이 암 환우에게 도움이 된다.

건강한 정상인에게도 좀 버거운 운동량일 수 있다. 특히 암 수술이나 항암요법 등으로 지친 환우들에게는 매우 넘치는 운동량이다. 그들에게는 가까운 공원 산책도 부담일 수 있다. 체력을 무시하고 지나친 운동을 하여 폐렴 등이 오면 더 치명적일 수 있다. 저항력이 떨어져 가벼운 감기에 걸려도 오랫동안 고생하는 경우를 종종 본다.

제일 중요한 것은 자신의 체력에 맞는 운동량과 방법이다. 하지만 정적이고 소극적인 운동 보다 동적이고 자극적인 운동을 선택해야 건강에 도움이 된다.

암을 극복하려면 좋은 공기, 산소를 흡입해야한다. 그래서 운동하는 장소 역시 중요한 역할을 한다. 도심 밀폐된 헬스클럽 보다 도시를 떠나 공기 좋고 물 맑은 시골에서 정신적인 여유를 가지고 하는 운동을 권하고 싶다.

특히 등산은 적당히 심폐운동과 함께 근력운동, 그리고 전신을 자극하여 면역력을 증진한다. 암은 몸이 차가우면 쉽게 발병하는데 운동으로 몸을 자극하면 체온이 상승하여 건강한 세포는 저항력이 생기고 암세포는 활동력이 떨어진다.

가까운 산이라도 오르고 나면 몸이 상쾌하고 얼굴 피부가 매끄러워진다. 체내에 노폐물이 배설되고 신진대사가 원활하여 모든 기능이 강화된다. 피부를 위해 굳이 비싼 화장품을 찾을 것이 아니라 운동하면 전신 건강뿐만이 아니라 피부 건강 나이도 젊어진다. 근본적으로 피부에 탄력을 주는 것은 화장품이 아니라 적당한 운동에 있다.

암 환자분들에게 등산을 권하면 거의 고개를 살살 흔든다. 힘들어 못하겠다는 반응이다. 하지만 꼭 해야 한다. 넘어야할 고개이다. 그 어려운 수술과 항암요법도 참고 견디는데 힘들다고 포기하면 영영 아름다운 금수강산을 볼 수 없다. 특히 평소에 운동을 게을리 했던 환우들은 더욱 운동을 멀리한다. 평소에 운동 부족해서 발병했을지 모를 암인데 발병 후에는 반드시 운동으로 암을 극복해야 한다.

어릴 적 걸음마 하듯이, 초등학생이 더듬더듬 글을 깨우치듯이 욕심내지 말고 꾸준히 자연과 가까이 해야 한다. 자연 중 자연은 산이기 때문에 등산을 권한다. 도시에서 날아온 모든 오염된 물질을 숲은 정화하여 우리에게 좋은 기운만 전한다. 건강에 좋은 산소를 뿜어내어 그 곳을 걸으면 건강에 이롭다.

스트레스, 잘못된 식생활, 운동 부족 등등 자연에 역행하여 발생한 성인병과 암을 본래의 장소, 태초의 터전인 자연으로 돌아가 치유하는 것 이다. 자연에 고백하고 그 속에서 생활하면 망가진 건강도 회복할 수 있다.

선현들의 산에 대한 예찬을 음미해 보자. 옛날 선비들은 산을 의료 공간으로 보았다. 산이 바로 병의원으로 정신과 육체 건강을 지켜주는 곳으로 여겼다.

"산천은 나에게 진실로 좋은 벗이며 또한 훌륭한 의원이다(誠一好友也 亦一良醫也. 김창흡)."

등산이야말로 병을 치료해 주는 의사라고까지 생각한 것이다.

'환락극혜애정다(歡樂極兮哀情多).' '환락이 극에 달하고 나면 슬픈 정만 많이 남는다' 여러 번 씹어 볼수록 절창이 아닐 수 없다. 한(漢)제국의 최고 전성기를 누리던 한무제(漢武帝)가 가을 바람이 불어오는 어느 날 강물에 배를 띄워놓고 신하들과 함께 홍겨운 잔치를 하다가 읊은 '추풍사(秋風辭)' 의 한 대목이다. 황제가 누려본 환락의 극치는 무엇이었을까? 절대 권력의 쾌감이었을까? 아니면 궁궐 미인들과 누려본 성적(性的) 오르가슴이었을까? 슬픈 정(哀情)이 남지 않는 쾌감이 있다면 그것은 '마운틴 오르가즘' 이 아닌가 싶다. 등산의 즐거움 말이다.

산에서 삶의 지혜를 얻는다면 암의 치유야 그리 어렵지 않을 것 이다.

2) 음식

필자는 암에 대한 문헌을 조사하고 임상 경험을 하면서 암에 대해 많은 고민을 할 수밖에 없었다. 뜻 글자인 암의 한문을 이해해야 했다. 질병인데 입 구(口)가 셋이나 있고 뫼 산(山)이라. 아무래도 입을 통해 얻어진 질병을 표기한 것 이 아닌가. 먹는 것이 잘못되어 생긴 질환이 암이 아닌가. 그런 의문을 가져 보았다. 평소 식생활이 잘못되어 발생한 병이 암이라는 것 이다.

잘못된 식생활이 질병을 유발한다. 지방식이 암을 유발할 가능성이 높아 고기 섭취량을 줄여야 한다. 동물성 음식을 섭취하면 그 기름진 고기를 소화 흡수하기 위해서는 위장이나 대소장 등 소화기가 많은 활동을 해야 하는데 그런 부담스런 대사과정에서 유해 물질이 발생하여 건강을 해친다. 위점막을 얇게하기도 하고 두껍게 하기도 하고 소화기 기능을 떨어트린다. 염증을 유발하고 심하면 암세포가 발생한다.

한의학에서는 소화기에 해당하는 비위(脾胃)를 중앙토(中央土)라고 하는데 오장육부의 중심에 해당된다. 즉, 소화기가 건강해야 타 장기도 건강하다는 이론이다. 중국(中國)은 왜 가운데 중(中)을 사용했을까? 세계의 중심이 가장 큰 나라임을 잘 알고 있을 것이다. 중국을 상징하는 색깔로 노란색을 선택했는데, 다섯 가지 오방색(五方色)중에 비위 소화기에 해당하는 중앙토(中央土)에 배속된 색이 황색(黃色)이기 때문이다. 인체에는 소화기가 그 만큼 중요하여 음식이 건강에 지대한 영향을 끼친다.

오래 전에 탄 음식을 먹으면 암에 걸린다고 하였다. 암에 대한 정보가 없던 시절의 아주 기본적인 상식이었다. 물론 요즘은 신선한 음식, 유기농, 저농약, 친환경 채소, 과일, 곡물 등이 건강에 이롭다는 보고는 주지의 사실이다.

그래서 농약하지 않은 신선한 것을 먹으면 암에 걸리지 않고 예방할 수 있는 것이 아닌가. 유기농 농수산물이 건강에 좋지만 한의학에서는 더 중요하게 여기는 것이 있다. 음양오행이 있고, 그에 따른 각자에게 맞는 음식이 있다. 즉, 체질에 따른 음식이 있으니 체질에 맞는 음식을 먹어야 한다.

음식은 체질이 중요한데 조금차이가 큰 차이가 난다. 음식에 따라 좋은 세포가 만들어지기도 하고 암세포가 생기기도 한다. 음식이 건강을 좌우하는데 하루 세끼 간식까지 각자 체질에 맞는 음식이 있다. 질병 역시 각자 체질에 맞는 한약을 복용하고 치료하는 것은 물론 음식도 질병의 예방과 치유를 위해 각자 체질에 맞게 먹어야 한다.

체질에 맞는 음식은 몸에 해롭지 않고 좋은 기운인 정기(精氣)를 형성하여 건강을 유지하는데, 체질에 안 맞으면 탁기(濁氣), 사기(邪氣)가 생겨 질병의 원인이 된다.

인체를 자동차에 비유하여 좀 경망스럽지만, 자동차에 유연 휘발유를 사용하면 정제되지 않아 엔진과 모든 부품에 무리가 되어 쉽게 고장 날 수 있다. 정제되지 않은 유연휘발유는 제대로 연소되지 않아 매연량이 증가하여 환경오염의 주범이 된다. 반면 정제된 무연이나 고급휘발유는 엔진 등에 무리가 적게 간다. 즉, 옥탄가가 높아 잘 연소되어 기계에 무리가 가지 않는다. 유연, 무연, 고급 휘발유가 모두 휘발유이지만 정제 과정에 따라 엔진 성능에 지대한 영향을 미친다. 물론 유연이든 무연이든 고급이든 휘발유로 자동차가 달릴 수는 있는데 그 속 사정은 다르게 나타난다.

음식은 그 재료의 맛, 영양, 성분뿐만이 아니라 체질이 있다.

가장 흔한 식재료를 예를 들어 보자. 생강(生薑)은 차로해서 마시든 음식에 넣든 매우 따뜻한 성질이 있어 몸이 차가운 사람이 먹으면 이롭다. 생강의 따뜻한 성미(性味)가 차가운 몸을 따뜻하게 하여 신진대사를 돕는다. 그래서 소화력이 좋아지고 추위와 감기를 극복하고 피로를 덜 느낀다. 그런데 몸이 더운 사람은 생강을 장복하면 더운 상태에 더운 음식이 들어와 더 열나게 된다. 목욕물이 따뜻한데 또 뜨거운 물이 들어오면 견디지 못할 정도로 뜨거워진다. 몸에 해롭다. 그래서 더 피로하고, 눈이 침침하고, 두통이 발생하고 입이 마르고 심하면 불면증에 시달릴 수 있다.

더운(溫) 성질의 인삼(人蔘) 역시 생강보다 더 예민하게 반응하여 아무나 먹으면 안 된다.

사람마다 체질이 다르므로 개개인의 체질에 맞춘 의료가 필요하다. 그리고 개개인의 체질 차이는 그 사람의 유전자의 차이이므로, 개개인의 유전자를 알아내어 치료해야한다는 맞춤형 의료를 한의학에서는 체질별 치료라고 할 수 있다. 동일 암일지라도 개개인에 따라 음식 및 약물이 달라야 한다는 이론이다.

음식에 대한 이론은 영양학자, 서양의사, 한의사가 각기 다른 시각을 갖고 있다.

서양의학 암 게놈 연구에 의하면 암게놈이 환자마다 지나치다 싶을 정도로 달랐다는 보고이다. 그래서 암을 정복하려면 더 많은 게놈을 조사 연구해야 한다고 강조하고 있다.

이는 한의학에서 주장하는 체질의 다양성과 부합되는 이론으로 연구할 가치가 충분히 있다고 여겨진다.

(1) 소박한 밥상

미국의 한 평범한 가정주부였던 헬렌니어링(1904~1995)은 소식 위주의 식사로 건강을 위한 복음을 전해 주었다. 교수였던 남편 스코트 니어링과 평생 자연과 하나 되는 조화로운 삶을 살았고 모범이 되었다. 스코트 니어링은 채식과 소식으로 100세 되던 해 음식을 서서히 끊고 목숨과 작별을 고했고 헬렌 니어링 역시 92세에 교통사고로 죽었지만 그 사건이 없었다면 남편처럼 100세 이상을 살 수 있었을 것이다.

헬렌 니어링의 요리 철학 에세이인 [헬렌니어링의 소박한 밥상]은 많은 사람들로부터 각광을 받았다.

식탁에 여러 종류의 음식보다 간단하게 준비할 수 있는 것으로, 육식을 피하고, 가공식품이 아니고 천연으로, 채식과 곡류로 소식을 권했다. 음식 요리와 식사 시간을 아껴 책을 읽거나 시를 쓰거니 여행을 하는 풍요로운 삶을 영위하자는 구도자적인 모습을 보여주었다.

그래서 그의 철학이 담긴 음식 레시피는 두고 두고 많은 이들에게 영향을 주었다. 예를 들어 보자.

● 기본 샐러드

양상추 1통/ 토마토 4개/ 피망1개/ 양파 1개/ 오이 1개/ 시금치잎 6장/ 파슬리 반컵/ 올리브유 4큰술/ 식초 2큰술

신선하고 건강한 음식 메뉴이지만 한의학 관점에서는 문제를 발견하게 된다.

각기 맛이 다르고 성분이 다르다. 특히 각기 차갑고 더웁고 밋밋하고 맛 역기 오묘하다. 그래서 모두 그 식품의 성질(性質)이 있다. 사람 역시 각기 체질이 다르니 자신에 맞는 음식을 먹어야 건강에 이롭다. 차가운 체질은 좀 따뜻한 음식을 먹어야 음양의 조화를 이루어 건강에 이로운데 차가운 음식을 섭취하면 몸이 더 냉해져 기능이 떨어지고 쉽게 피로를 느낄 수 있고 더 나아가 질병을 발생할 수 있다.

위 샐러드 재료의 성질을 감별해 보자. 체질별로 나누어보자.

▶ 더운 성질 - 양파, 식초, 피망

▶ 차가운 성질 - 양상추, 토마토, 오이, 시금치, 파슬리, 올리브유

▶ [소음인 - 양파, 식초, 피망 / 소양인 - 양상추, 토마토, 오이, 시금치, 파슬리, 올리브유]

모든 사람에게 적합한 재료가 아니다.

또한 샐러드 만드는데 상추처럼 좋은 재료가 없다고 극찬하였다. '상추는 과거

나 현재나 샐러드의 기본 재료다. 위대한 아우구스투스도 상추를 먹고 병에서 회복되었다' 하지만 상추는 매우 차가운 성질이 있어 몸이 냉한 체질은 그리 간단하지 않다. 상추를 먹고 다음날 설사를 한다거나 쾌변이 안 되면 체질에 맞지 않기 때문이다. 상추는 소양인 음식으로 냉성을 띠고 있어 소음인이나 태음인은 소화기를 자극 소화불량과 설사를 발생한다. 상추가 아무리 좋은 성분이 있어도 체질에 따라 부담스런 음식이 될 수 있다. 상추를 먹고 병이 회복 된 아우구스투스는 소양인이었을 것 이다.

한의학은 이렇게 맞춤 식탁을 주문한다. 누구나 좋은 약, 누구에게나 좋은 음식을 부정한다. 각기 체질에 맞는 음식이 있다.

또 다른 서적을 다루어 보자.

연세 암센터에서 펴낸 [암 식단 가이드]는 암환자들에게 영양의 중요성을 강조하고 있다. 암환자에게 항암치료만큼이나 중요한 것은 올바른 영양관리라는 설명이다. 암환자들에게 든든한 영양 도우미가 되겠다며 출간한 내용을 보면 역시 영양적인 측면에서만 취급하고 있다.

비교적 암환자들에게 도움이 되는 식단을 소개하고 있다.

예를 들어보면 암환자들이 항암 치료를 받으면 속이 매슥거려 식사를 못하는데 그 때 먹을 수 있는 메뉴를 소개하고 있다.

동치미메밀국수/ 닭고기 버섯온반/ 우렁된장찌게와 과일숙쌈/ 약선물김치/ 명이나물장아찌/청포묵초무침/ 오이찬국

주 메뉴를 중심으로 체질별로 감별해 보자.

▶[태음인 - 우렁된장(우렁은 소양인, 된장은 태음인), 소음인 -닭고기 버섯온반, 명이나물장아찌, 소양인 - 약선 물김치, 청포묵초무침, 오이찬국, 태양인 - 동치미 메밀국수]

이렇게 체질에 맞는 메뉴를 선택하여 먹으면 더욱 효과적으로 질병을 예방하고 극복할 수 있다. 조금 차이가 큰 차이를 발생한다. 하루에 세끼 식사, 1년 365일

잘못된 식생활은 조금씩 누적되어 질병을 유발하고 악화 시킬 수 있다.

(2) 홍삼(紅蔘)

임상을 하다보면 내원하는 환자분들이 잘못 알고 있는 상식이 많다. 그 대표적인 예가 홍삼인데, 인삼은 체질따라 복용해야 하는데 홍삼은 찐 가공과정을 거쳐 체질에 관계없이 복용해도 괜찮다고 알고 있다. 하지만 절대 그렇지 않다, 홍삼 역시 따뜻한 기운이 고스란히 남아 있다. 그래서 몸이 차가운 체질이 복용해야 한다.

몸이 차갑다고 느끼는 자각증상도 2종류가 있는데 원래 차가운 경우와 더운 기운이 풀리지 않아 차가운 경우가 있다. 인삼, 홍삼은 물론 전자의 경우에 복용해야 강장효과를 볼 수 있다. 피로가 풀리고, 피부도 고와지고, 소화도 잘 되고, 감기예방도 되고, 어린이들은 성장에도 도움이 되고, 추위를 이기고, 혈당강하 작용, 심지어 항암 효과도 나타난다.

그런데 다른 체질이 홍삼을 상복하면 그 반대 현상이 나타난다. 홍삼의 더운 기운이 오장육부에 나쁜 영향을 끼쳐 성인병인 고혈압 당뇨병 심장병 등을 유발할 가능성이 높다. 체질에 맞지 않으면 우선 간에 열이 차 피로가 더 심해지고 두통, 만성피로, 시력감퇴, 성욕감퇴 등이 나타날 수 있다.

그래서 홍삼이 체질에 따라 면역력이 있어 항암효과를 볼 수 있고 그 반대일 수도 있다.

필자도 시중에 판매하는 홍삼 엑기스를 온수에 풀어 먹어보았는데, 열이 있는 체질이라 바로 반응이 나타난다. 마시고 10여 분이 지나면 입이 바싹 마르고 머리가 무거워진다. 열(熱) 체질에 더운 홍삼 기운이 들어와 입안이 조(燥)해지는 현상으로 가벼운 거부 반응이다. 이런 거부 반응에도 지속적으로 복용하면 자신도 모르게 건강이 더 해롭게 된다.

조금 전 김포에서 온 단골 환자분의 진단에서도 홍삼의 폐해가 좋은 사례이다. 평소 심장에 열이 많은 체질의 그 분은 홍삼 제조 기계를 구입하여 매일 장복하였다. 그런데 홍삼을 먹으면 눈이 더 침침해지고 머리가 멍한 느낌이었다. 노화현상의 시력저하와 그 증상이 달랐다. 평소에 눈이 맑았는데 홍삼을 먹은 후에는 더 침침해졌다. 그리고 머리도 맑지 않았다. 평소에 속 열이 많으신 분이었는데 더운 성질의 홍삼을 장복하여 더욱 열이 발생하여 건강이 더 해로워졌다. 물론 필자의 권유로 홍삼을 끊은 후로는 시력이 더 이상 나빠지지 않았다.

또 다른 60대 여성 환자분은 홍삼을 복용한 이후 가슴이 답답하고 열이 오르는 상기증상과 가슴이 두근거리는 정충(怔忡)증상이 수년째 계속된다며 홍삼으로 병을 얻었다며 하소연을 늘어놓았다.

이런 홍삼의 문제점에 대한 임상 사례가 얼마나 많은지 모른다.

인삼, 홍삼을 먹어서 이로운 사람은 얼마나 될까? 한의학 4상 체질로 보면 소음인(少陰人)에게 해당되어 20% 정도 이다. 열 명 중 두 사람 정도만 이롭지 8명은 매우 부담스럽다.

주위에 많은 홍삼 판매소가 있어 전 국민이 홍삼을 먹을 정도로 많이 보급되었다. 이런 홍삼의 한의학적인 이론에 의하면 그렇게 많은 사람이 지속적으로 복용할 영양 보조 강장 식품이 아니다. 복용하고 이로운 사람보다 해를 보는 사람이 더 많기 때문이다. 그런데 홍삼은 질병의 예방을 위한 면역력 증진의 대표가 되었다. 이런 폐해가 임상적인 통계 등이 발표되지 않을 뿐이지 한의학적 이론에 의하면 홍삼은 많은 문제점을 내포하고 있다.

이런 홍삼의 문제점을 제기하면 담배 인삼 공사의 반발이 크겠고, 특히 인삼 농가의 반발은 더욱 거셀 것 이다. 요즘 FTA로 인하여 위축된 농민들을 생각하면 조심스럽게 접근해야 겠지만 국민의 건강을 위하고 질병의 예방과 치료를 담당하는 의료인으로서 간과할 일이 아니다.

과다 복용시 부인과질환 등 '인삼오남용증후군' 우려된다는 보도는 홍삼에 대한 인식 변화를 요구했다.

세브란스병원 산부인과 이병석, 서석교 교수팀이 45~60세 사이 폐경기 여성을 대상으로 홍삼 투여군과 위약 투여군으로 절반씩 나눠 12주 동안 비교 임상시험을 한 결과 홍삼이 폐경기 여성의 불안, 안면홍조 등의 증상개선에 효과가 있다는 논문발표 내용을 언론에 보도한 바 있다.

"홍삼이 폐경기 여성의 불안, 안면홍조 등의 증상개선에 효과가 있다"는 양의학계의 주장에 참의료실천연합회(이하 참실련)가 "홍삼을 오래 복용할 경우 오히려 부인과질환 및 다른 부작용이 나타날 수 있다"며 정면으로 반박하고 나섰다.

참실련은 이번 논문발표에 대해 "홍삼 효능이 증명된 것은 홍삼을 처방하는 한의사 입장에서는 참으로 환영할 일"이라고 밝히면서도 "홍삼은 폐경기 증상 모두에 무작정 적용할 수 있는 것이 아니며, 특히 3개월 이상 장복할 경우 도리어 불면, 두통, 혈압상승, 가슴두근거림 등의 증상이 심해지는 이른바 인삼오남용증후군이 생길 수 있다"고 경고했다.

참실련은 또 "이번에 발표된 연구결과는 하루 3 g, 12주 동안 진행된 것으로 3개월 이상 장기간 복용할 경우의 위험성에 대해서는 연구되지 않았다"고 밝히며 "3개월 이상 장기 복용할 경우 나타나는 인삼오남용증후군의 대표적인 증상인 질출혈, 유방통, 유방부품 등이 부인과질환으로 이어질 수 있기 때문에, 홍삼이 무작정 폐경기 부인과질환에 효과가 있다는 식의 보도는 오히려 약물의 오남용을 부추길 수 있다"고 우려를 표했다.

또한 위 논문에서는 홍삼의 12주 투여가 심혈관질환 예방에 효과가 있다고 밝혔으나, 작년에 국내 연구진에 의해 이루어진 동물실험을 통해 장기간 많은 용량을 투여했을 경우, 홍삼 성분이 혈관벽을 파괴하는 독성을 갖는다는 연구결과도 있었다.

이에 대해 참실련은 "홍삼을 장기간 복용하는 것은 매우 주의해야 한다"고 설명하며, "한국의 경우 수많은 국민이 홍삼을 건강식품으로 애용하지만 이에 대한 적절한 가이드가 제시되고 있지 않아 향후 이에 대한 부작용이 심각하게 우려되는 상황"이라고 전했다.

한편 미국과 유럽에서는 그동안 홍삼 부작용 및 독성 보고, 기전 연구를 근거로 하여 홍삼을 건강식품으로 복용할 경우 하루 2 g 이내, 복용기한을 3개월 이내로 제한하고 있다.

경희대학교 한의과대학에서 "홍삼의 여러 성분이 여성호르몬 대사에 관여한다는 것은 이미 많은 연구에서 증명되었다. 하지만, 홍삼이 여성호르몬 대사에 영향을 미치기 때문에 효능과 부작용 역시 동시에 존재한다"며 홍삼 과다복용 시에 약리작용이 과다하여 나타난 부작용으로, 중단하지 않고 계속 복용할 때는 부인과질환으로 이어질 수도 있다.

또, 유방암, 자궁암, 자궁내막염, 자궁근종 등 호르몬 대사에 민감한 부인과질환이 있을 경우엔 홍삼 복용을 주의해야 한다"고 덧붙였다.

참실련은 "건강을 위해 비싼 돈을 들여가면서 먹는 홍삼이 도리어 국민들에게 부작용을 줄 수 있는 상황임에도 보건당국의 홍삼이나 각종 건강식품에 대한 규제는 매우 미약하다"고 지적하며 관계당국의 성실한 관련규정 마련을 촉구했다(민족의학신문 .2011. 11. 24).

(3) 녹차(綠茶)

차가운 성질의 예로 녹차를 살펴보자.

녹차 성분에는 폴리페놀(Polyphenol)이 들어 있는데 인체를 산화 방지하는 항산화 기능이 있다. 즉, 노화를 방지하는 성분이니 얼마나 귀한 차인가. 이런 항산화 작용이 있어 현대인들의 암을 억제 치료 하는 항암효과가 있으니 또한 권하고 싶은 명차인 셈이다. 또한 콜레스테롤을 소화관에서 흡수되는 것을 막아 주기 때문에 혈중의 콜레스테롤의 수치를 낮게 하는 작용이 있다. 고기를 먹고 녹차 한 잔 마신다면 육류의 기름을 제거하는 효능이 있어 매우 유익하다.

스님들이 참선 수행중 머리를 맑게 하고 몸을 가볍게 하기 위해 마시는 녹차는 의학적인 측면에서는 그리 권하고 싶지 않다. 새소리와 바람소리만 존재하는 조용한 산사의 맑은 물에 우려낸 녹차는 유난히 맑고 향이 은은하다. 진하지도 연하지도 않은 오묘한 녹차는 연약하면서 깊은 맛을 낸다. 그래서 한 잔의 차는 곧 선(禪)이라는 선현의 풍류는 참으로 여유롭다. 그런 녹차이지만 평소에 육류 섭취가 없거나 매우 부족한 분들이 차가운 성미의 녹차를 장복하는 것은 그리 건강에 이롭지 않다. 수행중 머리를 비워 정신적인 건강에는 도움이 되겠지만 몸의 지방질 분해와 체액감소 등으로 육체적인 건강에는 해로울 수 있다. 명상할 때 도움이 되겠지만 위장 기능을 약화시키고 체온을 떨어트려 기능 저하를 초래 할 수 있다. 녹차는 몸을 보(補)하는 차라기보다 깍아 내리는 사(瀉)하는 성분으로 체질에 맞지 않으면 매우 부담스럽다.

젊은 아가씨나 중년 부인들이 다이어트 효과가 있다고 녹차를 음용하다가 대부분 중단하고 만다. 그들은 녹차를 마시면 속이 아리고(핥는 기분), 몸이 늘어지고(피로), 변비가 생기고, 오히려 머리가 띵한 느낌 등을 호소하는데 당연한 반응이다. 체질에 맞지 않으면 추위를 더 많이 느끼게 된다. 몸에서 맞지 않는다고 신호를 보내니 중단해야 한다.

또 녹차에는 모든 생명 현상을 관장하는 단백질의 기본 구성단위인 아미노산(Amino acid)을 다량 함유하고 있어 대기 중의 신선한 공기와 물을 공급하는 역할을 한다.

그런데 탄닌(tannin) 성분은 수렴작용이 강하여 변비로 고생하는 분들은 절대 금해야 한다. 평소에 변비가 없던 사람도 며칠간 녹차를 하루에 몇 잔 마시면 장(腸)에 수분이 부족하여 대변이 조(燥)해져 화장실 출입에 어려움을 겪는다.

또한 몸이 냉한 사람이 녹차를 마시면 추위에 예민하고 몸이 피로한데 체질에 맞지 않기 때문이다. 차가운 오장육부에 더 차가운 녹차를 마셔 몸이 더 냉해져 모든 기능이 저하되는 현상이 되어 건강에 해롭다. 위장이 약한 사람은 위벽이 앎아지고 소화력이 떨어져 포만감이 발생한다. 심하면 속이 쓰리게 되는데 위벽을 자극해 위산이 과다 분비되는 현상으로 녹차 음용을 중단해야 한다.

녹차에 많은 좋은 성분들이 있지만 그 성분만으로 마시면 안 된다. 차의 성질과 맛으로 마셔야 한다.

또 녹차를 피해야 할 사람은 불면증 환자이다. 녹차에는 카페인 성분이 많아 수면 장애를 일으킨다. 그런데 수험생이나 수행승 등이 마시면 머리가 맑아져 공부와 수행에 도움이 된다.

그래서 녹차를 마시고 싶으면 첫 물은 우려내어 먼지나 차가운 성질을 제거하고 두 번째부터 연하게 마시면 부담이 적다. 하지만 하루에 2잔 이상은 부담스럽다. 아무리 귀하고 값진 다이아몬드 반지도 제 손가락에 맞지 않으면 제 값을 못하는 것이다.

이런 녹차의 차가운 성질을 좀 완화시킨 발효차로 홍차, 오룡차, 보이차 등이 있다. 요즈음에는 이런 녹차의 성미를 알아서인지 산사를 찾으면 스님들이 보이차를 내 놓으신다. 뜨거운 물로 우려낸 뜨거운 보이차는 몸을 훈훈하게 해준다. 그리고 녹차 정도는 아니지만 머리가 맑아져 산사의 맑은 기운을 느낄 수 있다.

많은 좋은 성분을 함유한 녹차도 체질에 맞지 않으면 오히려 해로워 음용을 신중, 또 신중해야 한다.

중약대사전에 나타난 녹차의 효능을 살펴보자.

▶ 성미(性味) : 미고(味苦), 량(涼)

▶ 약리(藥理) :

1) 중추신경계(中樞 神經系) - 중추신경 흥분, 피로회복,

2) 순환계(循環系) - 관상동맥 말초혈관 확장작용

3) 평활기(平滑肌) - 기관지천식, 담석동통

4) 이뇨(利尿)- 사구체 재흡수 억제

5) 항균(抗菌) - 이질 설사

6) 수렴(收斂), 모세혈관저항력증진(毛細血管 抵抗力 增進)

(4) 소 · 돼지고기

조금 전 암에 대한 원고를 정리하는데 A 환자분이 오셨다. 오랜 단골로 허리가 아파도, 소화가 안되어도, 피로해도 본 한의원을 찾아 침 치료하고 한약을 복용하던 분이었다.

한의원 공간은 아무래도 서양의학 보다 한의사와 환자간에 대화가 많이 이루어

진다. 양의사들은 거의 의료기기를 통해 진단 치료 한다. 허리가 아프면 우선 X-ray 촬영을 하고 그 결과에 따라 물리치료든 수술이든 판단한다. 소화가 안 되면 우선 내시경으로 위장에 염증이 있는지 종양이 존재한지 검사부터 한다. 그래서 별 대화없이 주소증(제일 아픈 증상)만 듣고 바로 검사하고, 그 결과에 따라 치료한다.

그런데 한의사는 소화가 안 되면 그 원인이 소화력이 약한 비기허인지, 습담(노폐물), 위한(속이 차가워), 위열(더워서) 인지 그 원인을 추적하여 한약 처방하고 침과 뜸을 시술한다. 원인을 진단하는 과정에서 환자의 가장 심하게 아픈 증상인 주소증을 듣기도 하지만 한의사는 궁금한 점을 묻고 또 물어야 그 원인을 찾을 수 있다. 그래서 한의사는 환자와 진단 시간이 길 수밖에 없다.

A는 허리가 아파서 내원했는데 다시 원인을 추적하고 체질을 확인해야 오진이 적고 치료율이 높다. 허리가 아픈데 음식을 물어 본다. 이런 음식을 먹으면 속이 편한지 저런 음식은 어떤지 묻고 또 물어야 한다.

A는 예식장을 관리하는 관리인으로 예식이 많은 주말에는 식사를 거른단다. 그래서 얼른 허한 속을 채우기 위해 가볍게 우유를 먹는데 그리 속이 편하지 않단다. 우유를 한 잔 마시면 속이 팽팽하고 거북하지만 마땅히 먹을 것이 없다는 호소이다. 반면 평소에 돼지고기 등은 탈 없이 잘 먹는다며 돈육 예찬을 늘어놓는다. 정리하자면 소고기나 그 부산물인 우유 등은 A에게 맞지 않고 돼지고기가 소화 흡수되는 체질이었다.

A는 우유가 체질에 맞지 않아 몸이 거부반응을 일으켜 속이 더부룩한데 돼지고기는 흡수가 잘되는 체질이라 소화도 잘 되고 아침 대변 상태도 상쾌했다.

한의학을 공부하기 전에는 체질을 모르거나 무시하여 음식을 가리지 않고 먹었다. 모임이나 친구들과 어울려 먹은 음식이 주로 돼지고기 삼겹살이었다. 저녁에는 모임에서 어울려 술을 마시기 때문에 안주로 기름진 삼겹살을 주로 먹었다. 철판에 노릇노릇 구운 삼겹살을 상추에 싸 쌈장과 고추 마늘을 얹혀 먹으면 그 고소함이란 맛의 극치였다. 독한 소주에는 위장을 코팅할 수 있는 육류 음식이 필요했다. 소주 한 잔에 삼겹살 한 입. 술꾼들에게는 더 이상 바램이 없다. 좀 저렴한 가

격에 술을 즐길 수 있는 안주로 삼겹살은 애주가들의 사랑을 받기 충분했다.

그런데 이렇게 맛있는 돼지고기를 먹고 나면 다음날 화장실 상태가 좋지 않았다. 거의 설사로 대변이 풀어져 나왔고 시원하지도 않았다. 술 안주로 먹은 삼겹살이 밤새 위와 장에서 소화 흡수하는 과정이 편하지 않았다는 증거가 아침에 대변 상태로 나타났다. 일종의 거부 반응이 대변으로 표시되었고 자각 증상으로는 장에 가스가 차 속이 더부룩했다.

돼지고기와 상추는 소양인음식이기 때문에 태음인인 필자에게는 거부 반응이 나타난 것 이다. 물론 태음인인 필자는 A 환자분과는 달리 우유를 마시면 속이 편하다.

한의원 가까이 주택가에 조용한 식당이 있다. 일반 한옥인데 그 곳에 음식점을 차렸다. 분주한 식당가의 소음과 네온사인의 현란함도 없는 가정집 같아 분위기가 참 좋은 식당이다. 여름에는 2층 거실 담 벽에 애호박이 크고, 크고 작은 꽃들이 화단에 피었다. 그 집은 메뉴가 하나인데 오리 훈제를 하는 오리 전문집이었다. 오리에 곁들어 먹을 수 있는 반찬이 또한 특별하여 손님들이 많았다. 얇은 무절편, 참나물무침, 고추, 마늘 등이 있지만 양념한 부추 무침은 별미였다. 부추는 피를 만드는 조혈 작용있는 영양식으로 맛 또한 상큼하다. 그래서 부추는 식품이라기 보다 약재로 여기며 건강을 위해 내남직없이 즐겨 먹었다.

무 절편에 오리 훈제 놓고 그 위에 고추, 마늘, 쌈장, 약간의 나물무침, 그리고 저린 부추를 올려놓는다. 소주 한잔 마시고 준비한 안주를 먹는다. 고소하고 쌉쌀하고 향이 있는 한 입은 눈은 즐겁게, 입은 황홀하게, 그리고 뇌세포는 미치게 한다. 탁월한 선택이라 위가 지치도록 먹어 일어나는 포만감은 또 하나의 행복을 가져다준다.

그런데 다음날 아침 화장실에 오랫동안 앉아 있어야 한다. 조간신문을 거의 다 독파하고도 개운하지 않은 상태에서 바지를 올려야 한다. 변기에 풀어진 어젯밤 음식들의 잔해를 보는 것은 한 두 번의 경험이 아니었다. 밤새 복통을 일으키지 않았지만 내 몸 안에 들어온 어젯밤의 음식들은 몸 안에서 제대로 흡수되지 못하고 강한 거부 반응으로 거의 날 것인 채 설사를 동반한 배설을 하고 만 것 이다. 내 몸은 영양분을 흡수 하지 않고 거절하여 몸 밖으로 배설하는 것은 건강을 위한 매우 생리적인 현상이었다. 건강에 해로운 음식은 배설하여 몸에 지장을 주고 싶지 않다는 강력한 메시지는 다음날 대변 상태로 표현했다. 인체의 신비가 이런 생리적인 현상에서 확인되니 조물주께 감사 또 감사해야 한다.

어젯밤 먹은 음식 때문에 산모의 진통처럼 화장실에서 끙끙 댔다. 어제 먹은 음식이 필자 체질과 맞지 않은 결과였다.

오리고기와 부추는 소음인 음식이기 때문에 태음인인 필자에게는 맞지 않아 거부 반응이 나타난 것이다.

(5) 해독주스

요즘 마트에 잘 팔리는 야채, 채소가 있다고 한다. 평소에 소비가 많지 않던 브로콜리, 양배추가 잘 팔린다는 뉴스였다. 건강에 관심이 많은 사람들이 내남직없이 '해독주스' 열풍에 동참하고 있는 것 이다.

젊은이들에게는 다이어트 효과 때문에, 남자들에게는 해독작용이 있어서, 암 환우들에게는 항암 효과가 있다고 하여 해독주스는 신비의 주스가 되어 많은 이들이 조석으로 한 잔씩 마시고 있다. 4가지 야채와 과일을 끓는물에 3~5분 정도 데쳐서 믹서에 갈아 마시는 주스이다. 믹서에 갈 때 사과와 바나나를 같이 넣는다. 그래서 해독주스는 모두 6가지의 야채와 과일로 구성되어 있다.

먼저 브로콜리는 해독작용과 노화방지 효능이 있는 것으로 알려졌다. 그리고 무엇 보다 항암성분이 함유되어 있어 기능성 식품이다.

양배추 역시 항암효능이 있고 위벽과 위 점막을 보호하여 위궤양 등을 다스리는 효과가 있다. 세계3대 장수 식품으로 풍부한 영양분과 비타민 등이 다량 함유되어 있다.

토마토는 라이코펜 성분이 유방암에 효능이 있는 것으로 알려졌다. 저칼로리로 비만억제와 고콜레스테롤을 조절하고 체내 Na을 제거하고 골다공증을 개선하는 효과가 있다.

당근은 베타 카로틴이 함유되어 노화방지와 면역력을 증진하고 노폐물 배설, 해독작용이 강하다.

해독주스의 장점이면서 묘미는 끓는 물에 2~3분간 살짝 삶는데 있다. 잠깐 삶는 과정이 각기 따뜻하고 차가운 성질의 기운을 완화시키는 역할을 한다. 불을 가하면 영양소 파괴라고 할 수 있지만 그 보다 성분을 순하게 하여 소화 흡수를 도와 건강을 더 이롭게 한다. 좋은 비타민과 영양분이 함유되어 있어도 소화 흡수되지 않고 배설되거나 위장에 부담을 주면 건강에 도움이 되지 못하고 더 해롭게 할 수 있다.

양식 스테이크 먹을 때 데친 토마토가 한 쪽 나오는데 생 것 보다 영양가도 높고 잘 흡수되는 것은 널리 알려진 건강 상식이다.

해독주스가 이렇게 몸에 이로운 기능이 있다고 하지만 한의학적인 이론으로는 분별해서 복용해야 한다. 야채나 채소도 각기 성질이 있어 그 기운에 맞게 마셔야 한다. 즉, 체질따라 먹거리를 선택해야 한다는 것 이다.

해독주스의 야채와 과일을 체질별로 분류해 보자.

- ▶ 브로콜리 - 소양인
- ▶ 양 배 추 - 소음인
- ▶ 토 마 토 - 소양인
- ▶ 당　　근 - 소음인
- ▶ 사　　과 - 태양인
- ▶ 바 나 나 - 소양인

전체적으로 보면 소양인 식품이 제일 많고 소음인이 그 다음이고 태음인 식품은 한 가지도 없다.

하지만 삶는 과정을 거쳐 이 체질별 소화 흡수를 좀 완화시킨 면이 있다. 그래서 해독주스는 체질에 관계없이 먹어도 되지만 체질에 따른 야채 과일 주스를 마신다면 그 효과는 훨씬 높고 그 만큼 건강에 유익하다.

그래서 해독주스에 사상체질을 접합 시켜보자.

해독 주스 구성 비율은 모두 같은 분량인 등분(等分)이다. 그래서 소양인은 소양인에 맞는 야채와 과일은 좀 많이 넣고 다른 체질의 것은 조금 넣는 것도 한 방법이다.

또 하나는 체질에 맞는 야채와 과일을 첨가하는 지혜이다.

먼저 태음인은 사과 대신 배(梨)를 같이 갈아 마시고, 위나 대장암에는 해독주스에 마(山藥)를 첨가하여 상복하면 좋고 또한 소화기 질환을 예방 치료할 수 있다. 평소에 소화기가 약한 사람은 위장에 좋은 양배추의 양을 증량하면 훨씬 효과적이다. 또한 신경이 예민하고 심장 폐질환에는 연뿌리(蓮根)를 가미하고, 폐암환자에게는 호도(胡桃)나 도라지(桔梗)를 약간 넣으면 좋다.

소양인은 사과대신 계절 따라 오이나 딸기를 넣으면 좋고, 당근대신 우엉을 삶아 넣으면 소화 흡수가 더 잘 된다. 소양인은 평소 식탁에 우엉이 올라가면 영양식이면서 건강식이 된다.

소음인은 사과대신 귤이나 오렌지를 넣으면 좋고, 다른 체질보다 재료를 좀 더 익혀 흡수를 돕는 것이 좋다.

바나나는 식사대용으로 먹을 정도로 칼로리가 높아 다이어트를 목적으로 하는 경우는 다른 과일로 대체해야 한다. 혹, 암으로 고생하는데 식욕이 없는 경우 바나나를 조금 더 넣는 것도 좋다. 바나나는 좋은 영양 성분이 함유되어 첨가되기도 하지만 단 맛을 내기 위한 재료이기도 하다. 사실 양배추와 브로콜리를 분쇄하면 그 맛이 그리 좋지 않아 바나나가 미각을 돋구어주는 역할을 하는 셈이다.

이처럼 해독주스를 응용하여 복용하면 건강에 더욱 도움이 된다. 사람에 따라 각기 다른 혈액형이 있듯이, 사람에 따라 각기 좋아하는 색깔과 옷이 있듯이, 사람에 따라 체질이 있으니 이에 맞는 음식과 약을 선택해야하는 것은 건강의 첫 걸음이면서 중요한 덕목이다. 이런 음양, 오행, 사상(四象)이론이 한의학의 장점이며 매력이다.

(6) 배설 진단

대변은 진단의 중요한 단서가 된다. 콜롬보 형사가 범인을 잡을 때 머리카락이나 지문 채취 등이 중요하듯이 체질을 감별하고 질병의 원인을 진단할 때 매우 중요한 부분이다.

체질을 감별하는데는 여러 가지 정보가 필요하다. 얼굴의 형상을 보고, 체형, 피부상태, 땀 상태, 진맥 등을 관찰하여 판단한다. 이런 종합적인 판단을 하고도 애매한 경우는 한약을 복용 반응 상태를 관찰한다. 하루 이틀 체질 한약을 먹고 다음 날 대변 상태를 본다. 설사했는지 변비쪽 이었는지, 아니면 정상변이었는지 묻는다. 대변 상태가 바로 진단의 오진 여부를 판단하는 중요한 단서가 된다. 그만큼 대변 상태는 진단의 중요한 부분을 차지한다.

소아 환자들은 본인들이 아픈 증상을 호소하지 못해 엄마에게 아이의 대변 상태를 자세히 물어 보는 문진(問診)은 매우 중요한 진단방법이다. 파란 변을 보면 놀랬거나 체기가 있고, 차가운 음식을 먹어 생긴 병이고, 대변이 딱딱하면 속에 열이 있기 때문이다.

대변은 묽지도 되지도 않은 상태의 황색변이 건강한 변이다. 어느 쪽 으로 치우치지 않은 중간 상태이어야 건강한 대변이다. 그리 힘들지 않게 배설하고 뒤끝이 개운해야 쾌변이다. 산도(酸度)로 비유하면 산성도 알칼리도 아닌 중성이요, 이념적으로 말하면 보수와 진보의 가운데인 중도(中道)가 무난하다.

정신적인 배설인 카타르시스도 너무 사회에 급진적인 좌측 사고는 불안하고, 안정과 보수만 외치는 우측 사람들도 답답하다. 그래서 사회의 모든 사상(이데올르기)을 아우르는 넉넉한 사고가 존중받는다.

한의학에서 말하는 음양의 조화이다. 습(濕)하지도 건조(燥)하지 않은 상태요, 차갑지도(寒) 뜨겁지(熱)않은 상태, 빠르지도(數) 느리지도(遲) 않은 상태가 바로 조화로운 건강을 의미한다.

가랑비에 옷이 젖고, 젖은 옷 때문에 감기에 걸리고, 그 감기를 치유하지 않으면 폐렴이 되고, 폐렴은 고열을 동반하여 생명을 위협할 수 있다.

매일 먹는 음식이 질병을 유발 할 수도 예방 할 수도 있다. 평소에 아무런 생각 없이 먹던 음식이 이렇게 공포의 암을 일으킬 수도 예방할 수도 있으니 자신에게 맞는 음식을 선택하여 먹는 건강의 지혜가 필요하다.

(7) 암환자와 고기

암환자는 고기를 먹어야 하는가, 아니면 금해야 좋은가? 많은 논쟁을 거치는 중이다.

고기를 먹지 않고 체력이 떨어지면 면역력 역시 결핍되어 암이 더욱 악화 될 수 있다는 주장과 지방식은 암을 유발할 뿐만이 아니라 악화 시킬 수 있다는 주장이 대립하고 있다.

누구 주장에 장단을 맞출까? 고민스럽다.

한국인들이 1년에 섭취하는 고기량은 4 kg, 미국인들은 30 kg 이라는 보고가 있다. 미국인들은 육식 위주의 식사이니 당연히 많은 양의 고기를 섭취하고, 우리 한국인들은 쌀이 주식으로 채식위주에 고기는 영양 보충을 위해 첨가하는 정도 이다. 직장인들은 외식과 회식이 잦아 예외이겠지만 일반인들은 1주일에 기껏 고기 한 끼 정도이다. 그래서 한국인들의 동물성 섭취는 별 문제가 없다는 주장이다.

한편 채식주의자들은 고기의 지방질이 몸을 산성화하고 피를 탁하게 하여 노화를 촉진한다는 주장이다. 그 뿐인가. 고기는 심장병, 고혈압, 동맥경화증 등 심혈관질환은 물론 당뇨병, 암 까지 유발한다는 논리이다. 그래서 소화가 쉽고 몸에 부담을 주지 않는 채식이 장수의 비결이라고 한다. 채식만 하는 사람을 보면 전혀 비만하지 않고 혈색도 좋고 나이에 비해 젊게 살 수 있다. 육식을 하지 않아도 건강에는 문제가 없을뿐더러 오히려 건강하다는 논리이다.

고기의 성분을 통해 설명해 보자.

단백질은 인체가 다량 섭취해야하는 영양소인데 탄수화물, 지질과는 달리 질소를 함유하고 있기 때문에 탄수화물과 지질로 대체할 수 없다. 그래서 인체는 충분한 단백질을 섭취해야 한다. 식물성 단백질은 3차 구조가 견고하기 때문에 필수 아미노산이 부족하여 동물성 단백질보다 영양적 가치가 떨어진다. 그런데 동물성 단백질은 3차 구조가 견고하지 않고 필수 아미노산이 풍부하며 아미노산 균형도 좋다. 그래서 영양적 가치가 우수한 동물성 단백질을 섭취해야 한다.

식품 영양학자들은 우수한 단백질로 계란을 추천한다. 영양가 높고 체내 흡수도 잘 되고 쉽게 싸게 구할 수 있는 식품이니 금상첨화이다. 그런데 계란이 모든 사람들에게 적합하지 않다. 계란의 성미(性味), 성질(性質)에 맞는 체질이 먹어야 더욱 효과적이기 때문이다. 현대의학과 식품에서는 성분(成分)을 이야기 하지만 한의학에서는 성질(性質)을 절대적으로 중요시 한다.

닭은 따뜻한 성질을 가지고 있어 닭의 부산물인 계란 역시 온(溫)한 기운이 있다. 여름철 삼계탕을 먹는 이유는 몸을 따뜻하게 하는 보양의 목적이다. 여름에는 몸이 더위를 이기기 위해 속 기운은 상대적으로 차가워지기 때문에 따뜻한 성질을 가지는 대표적인 인삼과 닭을 요리해 먹었다. 삼계탕은 몸을 따뜻하게 하고 체력을 보충시켜 지친 여름에 대표적인 보양식이 되었다. 그래서 닭고기나 계란은 대체적으로 몸이 차가운 체질인 소음인 식품으로 분류하였다.

그럼 다른 체질은 어떤 고기로 단백질을 보충해야 하는가? 소음인이 닭고기, 염소, 양 고기로 보충하고 태음인은 소고기가 좋고, 소음인은 돼지고기가 적합하다.

체질에 맞는 동물성 단백질을 섭취해야 건강에 도움이 된다. 그래서 암환자의 경우, 수술이나 항암 치료후에 요양기간에 적당한 동물성 섭취는 건강유지에 필요한 것으로 사료(思料)된다.

체질에 맞는다고 함부로 먹으면 오히려 건강에 해로울 수 있다. 태음인이 소고기가 맞는다고 마블린(marbline)많은 부위를 많이 먹으면 혀는 즐거울 수 있으나 몸이 거부 반응을 나타낸다. 기름지게 먹으면 다음날 복통 설사로 화장실 출입이 잦아진다. 많은 지방을 섭취하여 장에서 거부 반응을 나타낸 것 이다. 마블린이 무엇인가? 상강육(霜降肉)이라고 하니 이슬이 내린 고기인데, 그 이슬 부위가 고소한 맛을 낸다. 이슬 부위가 지방질이고 콜레스테롤을 함유하고 있어 맛이 고소하고 식감이 좋다. 하지만 과하면 장이 거부 반응을 나타내어 설사하게 된다.

그래서 노약자나 환자들은 고기를 직화로 구어 먹는 것 보다 삶아 먹는 것이 소화와 흡수에 도움이 된다. 소고기 등심을 숯불에 직접 구어 먹는 것 보다 사태, 양지, 목심 등을 삶아 편육으로 먹는 것이 좋고 돼지고기는 삶은 보쌈이 불판에 구운 삼겹살 보다 더 유익하다. 직화는 건강에 해로운데 특히 직화때 발생하는 벤조피렌 성분이 발암물질이라는 정보를 잊어서는 안 된다. 삶아서 고기의 강한 기운과 지방을 제거하여 먹으면 필요한 동물성 단백질을 보충할 수 있다.

이런 요리법에 따른 섭취가 건강에 도움이 된다고 주장하지만 육식과 채식의 주장은 어느 한쪽의 승리일 수 없을 것 같다.

하지만 굳이 어느 한쪽의 승리를 선택하라면 육식 쪽에 손을 들어주고 싶다. 초원의 군주인 사자나 호랑이는 절대 풀과 열매를 먹지 않는다. 며칠째 사냥을 하지 못해 배가 고파도 초원의 풀을 먹지 않는다. 반대로 소는 초식동물인데 포유류나 그 부산물을 먹이면 큰 병에 걸린다. 광우병이다. 소가 미친 병이니 중병에 걸린 것 이다. 호랑이는 육식이요, 소는 채식이고, 인간은 잡식이다. 그러니 인간은 동물성과 식물성을 조화롭게 먹어야 건강에 이롭다.

사람의 이는 사랑니를 포함하여 모두 32개다. 동물성 고기를 먹기 위해 송곳니가 한쌍있고 식물성을 먹기 위해 앞니 두쌍과 어금니 다섯 쌍을 합해 일곱 쌍 이다. 육식 채식 모두 먹게 되어 있고, 육식보다 채식을 위한 치아가 더 많다. 조물주가 있다면 약간의 육식을 허용했으니 그의 판단을 따르는 것도 좋을 것 같다.

야채, 과일, 곡물 등 식물성 음식이 건강에 좋은 것은 모두 알고 있다. 하지만 동물성 영양분이 부족하면 영양의 균형이 깨질 수 있다. 그래서 동물성을 섭취해야 하는데 꼭 필요한 양만 섭취하자. 많은 동물성을 섭취하면 위, 장 등 소화기에 부담을 주고 그런 과정에서 또 다른 질병을 유발할 수 있다. 육식이 채식보다 미각을 자극한다. 그래서 인간은 육식을 좋아하는지 모른다. 소화기에 부담없는 양의 고기를 지혜로운 조리법으로 익혀 먹는다면 암환자 뿐만 아니라 일반인들에게도 건강식이 될 것 이다.

어쩌면 육식이 건강에 해롭다는 주장은 육식이 곧 지방을 뜻하고, 특히 포화지방을 뜻하기 때문이다. 포화지방은 심혈관 질환의 원인이 될 뿐만이 아니라 암을 유발하고 촉진할 우려가 있는 것으로 조심스럽게 판단하고 있다. 하지만 불포화지방산은 심혈관 질환을 예방하고 인체 에너지원으로 건강에 유익하다. 고기는 건강에 나쁘다는 선입견은 오히려 영양 불균형을 초래할 수 있다.

체질에 맞는 고기를 적당량 요령있게 요리하여 먹는 지혜가 필요하다.

(8) 체질음식

체질에 맞는 음식은 몸에 좋은 기운을 주어 더욱 건강해지지만 체질에 맞지 않는 음식은 질병을 일으키는 원인이 된다. 체질에 맞지 않는 음식은 소화, 흡수되는 과정에서 몸에 좋은 기운(精氣)을 해치고 나쁜 기운(邪氣)를 형성한다. 그 나쁜 기운이 질병을 유발하여 가벼운 염증에서, 심하면 덩어리를 만드니 이것이 곧 암덩어리를 형성한다. 물론 인체의 기운이 약하면 나쁜 음식은 더욱 질병을 쉽게 유발한다. 면역력이 약하면 쉽게 발병하고, 심하면 암을 만든다.

암은 기본적으로 세포의 병이며 유전자의 병이라고 할 수 있다. 탄 음식, 방부제 식품첨가물, 농약 중금속에 오염된 식품, 석면, 담배, 다이옥신 같은 음식이나 대기 오염 등이 암의 원인으로 추정할 수 있다. 이외에 우리가 무심코 먹는 체질에 맞지 않는 음식 또한 정상 세포의 면역력을 떨어트려 변종 세포를 형성하는데 차츰 그 크기가 커져 종양이 되어 암이 발생하는 것으로 여겨진다. 아무리 신선한 유기농 채소 과일이라도 자신에게 맞지 않으면 정상 세포를 파괴하고 변형을 일으키는데 후에 암의 유발 원인이 될 수 있다.

요즘 건강을 위해서 먹는 유기농, 무농약, 저농약, 친환경 채소나 과일 보다 체질에 맞는 음식이 더 중요하다. 사람마다 각자 음양이 있으니 그 몸에 맞는 음식을 선택하여 먹어야 하는 것은 한의학의 가장 기본적인 이론이다. 각자의 음양을 분별하여 처방하고 음식을 골라 먹어야하는데, 더 세분하면 사상(四象)체질, 더 나아가 팔상(八象)체질로 분별하여 음식을 가려 먹어야 한다.

위에서 예를 들어 설명한 '필자와 돼지고기'는 음식 궁합이 맞지 않아 장기간 먹으면 먼저 가벼운 소화불량, 설사와 만성 피로가 동반하다가 차츰 위염과 대장의 폴립 형성, 그리고 더 장기간 먹으면 위암이나 대장암이 발생할 확률이 높다. 임상적인 추적 조사나 이에 따른 임상적인 데이터를 내지 않았지만 체질 음식은 고혈압, 당뇨병, 심장병 등 현대 성인병뿐만이 아니라 암까지도 영향을 끼칠 것으로 생각된다.

서양의학에서는 해열제로 누구에게나 아스피린 타이레놀을 처방하는데, 한의학에서는 각기 사람에 따라 처방을 달리한다. 인체 각자 체질이 다르기 때문에 자신에게 맞는 음식을 먹어야 한다.

암의 35%가 음식 때문에 발병된다는 보고이다. 35%라고 꼭 꼬집어 발표했는데 병인 추적이 어려웠을텐데 좀 옹색한 느낌이다. 음식만 잘 가려 먹어도 암의 1/3은 예방할 수 있다니 간과해서는 안 된다. 하지만 암의 원인으로 유전, 환경, 담배 등이 있지만 이에 못지않게 음식이 차지하는 비중이 높다고 해석해야 한다.

체질음식이 면역력을 키워주어서 NK세포를 증식 시켜 암의 예방에 도움이 된다. 장기 점막 표면에 백혈구, 마크로파지, 인터페론, 인터루킨, 면역 글로블린 등 온갖 면역세포가 나와서 면역력을 키운다. 체질에 맞는 음식이 아주 정미(精微)로운 기운을 만들어 건강을 유지하고 질병을 예방하는데, 특히 성인병 예방에 필수적인 요인이다. 체질 음식이 잘 소화 흡수되어 몸에 나쁜 기운을 남기지 않고 에너지로 전환되어 질병을 예방한다. 체질에 맞지 않은 음식은 일반 세포에 스트레스를 주어 세포, 더 나아가 조직의 변형을 초래하니 곧 암의 원인이 된다.

(9) 체질음식과 면역력

암은 면역력 결핍으로 발생한다는 이론은 많이 알고 있다. 그래서 청소년이나 중년까지는 거의 암 발생이 적다가 50대 중반부터 암환자가 증가하는 이유도 면역력이 떨어지기 때문이다(일본 국립암연구센터, 연령별 암 사망률). 젊었을 때는 면역력이 강하여 질병 발생도 잘 안되고, 병에 걸려도 면역력이 있어 쉽게 치유되지만 나이 들면 그렇지 않다.

체질 음식이 면역력을 증진시키지만 그 반대 음식은 면역력을 약화 시킬 수 있다. 인삼, 홍삼은 몸이 차갑고 소화기가 약한 소음인에게는 면역력을 증진 시키는 좋은 약재이지만 타 체질은 상복하면 열이 발생해 장부의 기능을 저하시킨다. 아무튼 많은 국민들이 가정에서 홍삼을 장복하고 있는데 매우 심각한 문제이다. 소음인이 아닌 사람이 장복하면 장부(臟腑)에 열이 차 신진대사의 균형이 깨져 오히려 질병을 유발 할 수 있다. 특히 성인병인 고혈압, 당뇨병, 뇌 혈관질환, 심장장애 등이 유발될 수 있어 주의를 요한다. 건강을 위해 먹는 홍삼이 면역력 저하로 약이 아니라 독이 될 수 있다. 면역력은 그 만큼 중요한 것이고, 면역력 증진의 중심에 음식이 있다.

면역력을 증진시키기 위해 먹는 우리 음식의 천연 조미료인 마늘은 음식에 조금 첨가하여 큰 문제는 없지만 마늘환이나, 엑기스 등을 장기간 복용하려면 꼭 체질을 따져야한다.

죽음의 원인 3분의 1이 암이라는 임상 보고는 충격이 아닐 수 없다. 이제 3명중 한명은 암으로 죽는다는 사실에 현대인들은 무감각한지 모른다.

암이 발생하는 원인으로 환경, 음식, 스트레스, 유전인자 등 여러 가지를 가정 설정하지만 암이 발생하게 된 동기는 면역체계의 붕괴로 생각한다. 정상적인 세포가 정상적인 생리작용을 하지 못하여 나쁜 암적인 암세포가 형성되기 시작한다. 똑같이 탄 음식, 염분 섭취 과다, 지방식 등을 섭취했는데 암에 걸리는 사람이 있고 멀쩡한 사람이 있다. 똑 같이 지하철 찌든 먼지와 어쩌면 인체에 해로운 석면들이 검출되는 밀폐된 공간에서 일했는데 어떤 이는 암에 걸리고 어떤 이는 정상이고, 암의 발병 원인 1위를 담배라 하는데 몇 십 년 흡연한 사람도 멀쩡하게 살다가 암이 아닌 다른 질환으로 돌아가는 경우가 허다하다. 인간의 운명이 어디 의학서적대로만 전개되겠는가. 의학을 뛰어 넘는 어떤 숙명적인 그 무엇이 있으리라 여겨진다. 하지만 (한)의학은 가장 과학적이고 체계적이며 확률적인 통계를 제시하여 모순을 조금씩 조금씩 개선해 가는 것이리라. 아직 밝히지 못한 인체의 그 무엇이 신비인지 모르지만, 인체의 건강을 화두로 살아가는 의료인들은 시행착오를 하면서 꾸준히 연구할 뿐이다.

암 발생의 근원은 면역력 부족이다. 그래서 면역력을 회복하고 증진시키면 암을 예방하고 다스릴 수 있다. 특히 한의학은 옛날부터 인삼 녹용 등 보약이 발달하였는데, 이 보약이 바로 면역(Immunity)증진과 저항성(Resistance)회복을 촉진한다. 요즘 암 전문(한)의원에서 면역력 증진으로 암을 다스린다고 대대적인 광고를 하는데, 그 원리는 바로 한의학의 보약으로 기(氣)를 보하고, 혈(血)을 보하고, 음과 양을 보하는 약재들로 대표적으로 인삼, 황기를 비롯하여 사향, 웅담 등 고가 희귀약 등을 말한다. 물론 한의원 마다 주로 사용하는 알려지지 않은 처방이 있겠지만 부족한 면역력과 약한 저항력을 높이는 한약재임은 틀림없을 것 이다.

그런데 이렇게 보하는 약재들이 많이 있는데 그 환자에게 맞는 보약을 선택하여야 한다. 요즘 홍삼이 전 국민들이 먹는 보양식인데 한심스럽고 매우 위험한 발상이다. 어린이들 쉽게 감기에 걸린다고, 남편 아침 일찍 출근하여 체력 보강으로 홍삼, 어르신 노화 방지와 허리 무릎 쑤시는데 홍삼. 이런 식이니 국민들의 홍삼 애용은 의학적인 선택이 아니라 단순하고 유행 따른 맹목적인 건강식이다. 건강을 위하는 것이 아니라 건강을 해치고 질병을 유발하고 악화 할 수 있다. 물론 생삼, 인삼, 건삼, 홍삼 등 삼(蔘)이 체질에 맞으면 매우 건강에 유익하다. 암의 예방뿐 만이 아니라 암세포를 억제하는 효능이 있다는 임상 보고는 오래된 발표이다. 이렇게 영약인 홍삼이 체질에 맞을 때 그런 효과를 나타낸다. 그런데 체질에 맞지 않으면 그 반대의 효과로 건강에 해로울 수 있다.

기가 약한 사람은 기를 보하는 약재, 혈이 부족한 사람은 혈을 보충하는 약재, 음 양 역시 부족한 부분을 보충해 주어야 질병을 예방 치료할 수 있는 것이지 번지수를 잘못 찾아 한약을 투여하면 오히려 역효과가 나타난다. 그래서 아무리 좋은 한약도 전문 한의사에게 진단받아 처방 받아야 한다.

또한 요즘 체질의학이 발달하여 그 활용도가 매우 높다. 체질의 원리가 음양의 분별이니 한의학의 기본 이론을 정리하여 사상(四象)의학이 탄생하였다. 한의학계에서는 사상의학의 창시자인 이제마 선생님을 가히 우주 삼라만상의 원리를 터득한 천재로 추앙하고 있다. 동의보감을 지은 허준 선생님과 같은 수준, 어느 한의사들은 그 이상의 학자로 인정하고 사상의학을 활용한다.

그래서 사상의학을 통해 암에 좋은 음식, 한약재로 면역력을 증진하여 암을 예방하고 치료하는데 많은 도움이 된다.

(10) 체질식단

▶ 소음인

* 먹으면 좋은 식품

- 찹쌀, 차조, 찰수수, 찰옥수수, 대추, 땅콩, 닭고기, 개고기, 흑염소, 노루, 꿩, 자라, 소금, 들깨, 마늘, 후추, 부추, 토란, 생강, 고구마, 꿀, 귤, 오렌지, 복숭아, 인삼, 땅콩, 파, 계란, 홍합, 미역, 쑥갓, 미나리, 잉어, 마요네즈, 양배추, 갓, 냉이, 카레, 미꾸라지, 은어, 쏘가리, 멸치, 복숭아

* 해로운 식품

- 조, 팥, 녹두, 기장, 돼지고기, 참기름, 상추, 새우젓, 굴, 가지, 오이, 시금치, 더덕, 숙주나물, 조개류(대합 조개와 홍합은 제외), 아몬드, 딸기, 참외, 토마토, 파인애플, 바나나, 키위, 골뱅이, 홍차, 유자차, 배추, 대추, 한치, 가물치, 동규자차, 붕어, 복어, 알로에, 달팽이, 전복, 해삼, 멍게, 청포묵, 다시마

▶ 태음인

* 먹으면 좋은 식품

- 맵쌀, 수수, 율무, 감자, 마, 무우, 옥수수, 밤, 설탕, 도라지, 연근, 보리, 소고기, 사슴, 오징어, 우유, 호박, 두부, 살구, 배, 수박, 호두, 잣, 치즈, 콩, 콩나물, 총각김치, 된장, 청국장, 명란젓, 명태, 열무김치

* 해로운 식품

- 배추, 상추, 녹즙, 꿀, 포도, 참외, 감, 인삼, 갈치, 꽁치, 고등어, 생선회, 조개, 새우, 게, 생굴, 초코렛, 술, 겨자, 후추, 개고기, 오리고기, 인삼차, 생강차, 동규자차, 알로에, 귤, 키위, 사과, 바나나, 파인애플, 닭고기, 돼지고기, 밀가루 음식, 팥, 녹두

▶ 소양인

* 먹으면 좋은 식품

- 조, 팥, 녹두, 기장, 돼지고기, 참기름, 상추, 배추, 새우젓, 굴, 가지, 오이, 시금치, 숙주나물, 조개류(대합조개와 홍합은 제외), 아몬드, 딸기, 참외, 토마토, 파인애플, 바나나, 죽순, 골뱅이, 홍차, 유자차, 한치, 가물치, 동규자차, 붕어, 복어, 달팽이, 전복, 해삼, 멍게, 청포묵, 조기, 대구, 가다랑어, 브로콜리, 병어, 도미, 낙지, 쭈꾸미, 가재미, 조기, 북어, 병어,

* 해로운 식품

- 찹쌀, 치즈, 찰수수, 찰옥수수, 대추, 닭고기, 개고기, 흑염소, 노루, 꿩, 자라, 소고기, 소금, 마늘, 후추, 고추, 부추, 토란, 생강, 고구마, 꿀, 오렌지, 귤, 배, 복숭아, 인삼, 땅콩, 파, 계란, 홍합, 미역, 쑥갓, 미나리, 잉어, 마요네즈, 양배추, 갓, 냉이, 감자, 가자미, 북어, 뱅어, 미꾸라지, 은어, 쏘가리, 멸치, 밀가루 음식

(11) 소식(小食)의 지혜

음식에 있어 체질 못지않게 중요한 것이 적게 먹는 소식이다. 옛날부터 과한 것보다 부족함이 낫다(過猶不及)하였으니 선현들의 교훈을 되새겨 볼만하다.

십장생(十長生)은 산 · 물 · 돌 · 소나무 · 달 또는 구름 · 불로초 · 거북 · 학 · 사슴을 말하는데 장수의 상징으로 자연 숭배 사상이 담겨있다. 옛날이나 지금이나

무병장수는 인간의 욕망이었고 욕구였다. 무생물에도 생명이 있다고 역설한 선조들의 자연과 인간의 합일 사상은 자연 친화적인 사고로 물질이 발달한 사회에 살고 있는 현대인들이 좀 새겨보아야 할 부분으로 여겨진다. 인간은 자연과 닮아야 무병장수한다는 선조들의 지혜는 디지털 시대인 현세에도 유효하다.

장수하는 동물로 거북 학 사슴을 십장생의 멤버로 추천하였는데 이유가 있을 것이다. 사실 이 세 종류보다 평균 수명이 긴 동물이 있으리라. 그런데 이 세 종류의 동물은 공통적으로 소식(小食)하고, 그러기 때문에 소화기관이 발달이 안 된 부류이다. 이 동물들을 해부하면 위장이 거의 없을 정도이다. 적게 먹기에 해부학적으로 소화기가 작은 특징이 있다.

음식을 먹고 소화하는 과정에서 일어나는 여러 화학적 반응 과정에서 질병이 발생한다. 과식과 불량식품, 체질에 맞지 않는 음식 등으로 인하여 오장육부의 기능이 상실되어 질병을 야기하고 심지어 암세포가 발생한다. 그런데 소식하면 그런 질병의 발생 원인을 미리 차단하기에 질병을 예방하고 건강을 유지할 수 있다.

생명유지에 필요한 기본적인 음식만 섭취하기에 장수하는 동물로 선택되었다. 하찮은 동물에서 지혜를 배운다면 이 또한 현명한 일이다.

과연 소식하면 장수할 수 있을까?

소식하면 우선 마른 체질일 것이다. 동의보감 신형편(身形篇) 첫 머리에 '마른 사람은 비만한 사람보다 장수한다' 고 적혀 있다. 마르면 뚱뚱한 사람에 비해 기(氣)가 적게 소모되고 기의 순환도 원활하여 질병 발생이 적어진다는 이론이다. 몸에 필요하지 않은 체지방은 오히려 건강에 도움이 되지 않다는 이론은 상식이다.

음식을 적게 먹고 마른 체질이 장수하지만 무조건 적게 먹는다고 건강한 것은 아니다. 특히 나이가 들면 육식과 채식의 균형을 이루어야 한다. 지나치게 채식위주의 식단이라면 어르신네들이 발생하는 골다공증이나 퇴행성 변화가 빨리 진행되기 때문에 적당한 육식과 규칙적인 운동 또한 건강에 필수적인 요소이다. 육식과 채식의 균형있는 식사가 바로 음양이 조화로운 식사가 되고, 이런 식생활이 질병을 예방하고 장수하는 방법이다.

소식이라고 육식을 금하라는 것은 아니다. 채식이든 육식이든 소화기에 부담을 주지 않는 '부족한듯한 식사' 를 권하는 것 이다.

덜 먹으면 오래 사는 분자메커니즘이 규명됐다.

미국 하버드 대학 의과대학의 분자생물학자 데이비드 싱클레어 박사는 의학전문지 '세포(Cell)' 에 발표한 연구보고서에서 칼로리 섭취량이 줄면 이로 인한 스트레스 반응으로 세포에 에너지를 공급하는 세포 내 '발전소' 인 미토콘드리아에서 이 발전소를 지키기 위한 분자적 연쇄반응이 일어난다는 사실이 밝혀졌다고 말했다.

싱클레어 박사는 절식으로 공복상태가 되면 제일 먼저 미토콘드리아 안에서 NAD (nicotinamid adenine dinucleotide)라는 보조효소가 늘어나고 이것이 다시 시르투인(sirtuin)이라는 효소의 활동을 증가시키며 이에 자극을 받아 미토콘드리아가 에너지 생산을 늘림으로써 칼로리 섭취 감소로 인한 세포의 노화를 차단한다고 밝혔다.

절식으로 세포 안의 영양소가 줄어들면 세포 안의 NAD는 급격히 감소하지만 미토콘드리아 안에 있는 NAD는 오히려 증가해 미토콘드리아의 기능을 강화시킨다는 것이 싱클레어 박사의 설명이다.

영양소의 부족으로 세포 안의 모든 다른 에너지 공급이 끊어진다 해도 미토콘드리아만 살아 있으면 세포는 생존한다고 싱클레어는 주장했다.

적게 먹어도 건강에 해롭지 않고, 오히려 장수 비결이 절식 소식이라는 이론이다.

일본 신노인회 회장인 히노하라 박사(96세) 역시 소식(小食)을 강조했다. '적게 먹고 운동을 하는 것이 장수 비결' 이라 했는데 '오래 살려면 하루 섭취 칼로리를 현재의 3분의 2 수준으로 줄여야 한다' 고 했다. 칼로리를 줄여야 몸이 스스로 균형을 맞추기 때문에 몸이 가뿐해지고 더욱 활동적으로 생활할 수 있다는 주장이다. 그는 요즘도 하루 5시간을 자고 하루 1,300 Cal를 섭취하고 18시간 일하고 있다고 소개했다.

그는 67년간 진료를 하고 있는 현역 내과 의사이자 30년 동안 250권의 책을 저

술해 100만권 이상 팔린 베스트셀러 작가이기도 하다. 현재 96세인데도 아사이 요미우리등 유명한 월간지 등에 글을 쓰고 수 백 명의 독자가 있는 청춘 같은 세월을 보내고 있다. 그런 에너지는 오히려 적게 먹는 식생활로부터 나온다는 것이다.

2007년 세계 인구 현황 보고서에 따르면 한국인의 건강 수명은 남성이 67.4세, 여성이 69.6세다. 건강 수명은 질병이나 장애 없이 건강하게 사는 나이를 말한다. 한국인의 평균 수명은 남성은 74.4세, 여성은 81.8세다. 이는 남성이 67세가 되는 시점에서 사망 때까지 약 7년, 여성은 70세 되는 시점에서 약 12년을 각종 노인성 질병에 시달리며 살아야 한다는 뜻이다. 평균 수명이 늘어나지만 질병으로 고생하는 나이도 늘어나고 있다는 증거이다.

그래서 오래 사는 것도 중요하지만 건강하게 장수하려면 소식을 기본으로 삼아야 한다.

주역(周易)의 '위장을 6할만 채우면 무병장수한다' 는 이론은 칼로리의 40%를 줄여서 먹었을 때 수명이 두 배 가량 늘고 질병 저항력이 강해진다. 속을 비울수록 몸은 건강해 진다.

노화를 방지하는 5가지 원칙 역시 중요한 요건이다. 이런 요건이 바로 암의 예방과 요양에 필수적인 요건이다.

1) 화내기는 금물, 밝고 즐거운 마음으로 생활하자

2) 하루 30분 이상 근력 운동을 하자.

3) 하루 8시간 이상 숙면을 취하자.

4) 술 담배를 피하고 고지방 음식을 삼가자

5) 과일과 채소 섭취로 아미노산 비타민 미네랄을 보충하자.

임상 경험으로 소식하는 분들이 대체적으로 건강하다. 대표적으로 술, 담배하지 않고 적게 먹는 할머니들은 몸은 말라 있지만 모든 기능이 왕성하다. 생혈액 검사를 하면 적혈구가 응집되지 않고 하나하나 분리되어 혈액이 깨끗하여 인체의 항산화작용이 이루어진다. 성인병 발생이 적고 8-90세까지는 큰 질병 없이 살아가게 된다. 몸이 작고 살이 적어야 질병이 발생할 여력이 적다. 키가 크고 몸집이 크면 관리할 공간이 많아지니 그 만큼 발병할 가능성이 많다.

오늘부터 경험해 보자. 과식하여 포만감을 느끼는 것하고, 소식하여 공허함을 느끼는 것하고 어느 쪽이 더 행복한가. 많이 먹고 속이 더부룩한 것 하고 적게 먹어 속을 약간 비운 것 하고 그 기분을 비교해보자. 확실히 넘치면 부족함만 못하다. 먹는 것에 대한 유혹을 극복할 수 있어야 건강을 유지하고 질병을 예방할 수 있다.

적게 먹고 욕심을 버리는 심성이야말로 장수의 비결이 아닐까 여겨진다.

3) 정신건강

사례 이 환자분은 40대 여성으로 아직 자녀들이 초, 중, 고등학생으로 엄마의 손길이 아주 필요한 주부였다. 초등학생 아들은 아직 천방지축이었고, 둘째는 음악을 전공해 학교 수업보다 학원에 오가는 시간이 많아 엄마의 손길이 필요했고, 고등학생 큰 딸은 대학입시에 숨 쉴 시간도 아까운 중요한 시기였다.

평소 몸이 허약해 필자 한의원에서 정기적으로 보약을 복용하며 건강관리를 했다. 지방에 살고 있어 한약이 필요하면 체질을 알고 있어 전화로 상담하여 약을 지어가곤 했다. 벌써 20년 이상 단골이니 건강을 상담하고 질병이 발생하면 한방 치료를 생각하고, 한방 치료는 당연히 본 한의원이었다. 열렬한 본 한의원 펜클럽 회원인 셈이었다. 그런 모임이 있다면 아마 무슨 상임위원장 자리를 차지할 핵심 멤버였을 것이다.

세월 따라 건강을 주제로 동고동락할 인생의 동반자들이었다. 믿음이란 큰 공통분모가 자리하고 있어 편하게 진료받고, 편하게 진료하는 환자와 의자(醫者) 관계였고, 보이지 않는 의형제였다. 환자와 의료인간에 첫째도 둘째도 믿음과 신뢰가 으뜸인데 그 분과는 그런 유기적 관계가 형성되었다.

그런데 작년 유난히 추운 초겨울, 만추가 지난 공원에 느티나무 잎이 수북이 쌓인 좀 쓸쓸한 계절에 초췌한 얼굴로 그 분이 진료실에 나타났다. 어렴풋이

2~3년이 지나 나타난 그 분은 유난히 세월의 흔적이 심한 얼굴이었다. 체중 감소와 창백해진 얼굴, 그리고 눈가에 검게 그을린 다크서클은 심한 정신적 충격의 흔적이었다. 화병은 얼굴을 그냥 지나치지 않고 눈자위에 검은 피부 착색을 가져왔다.

무슨 고민이 많으셨을까? 남편의 직업 때문에 마음 고생을 하셨을까?

그 분은 남편의 직장이 불안해 항상 스트레스가 많은 상태였다. 대기업 다닐 때 만나 결혼했지만 둘째 딸 낳고 바로 그 좋은 직장을 그만 둔 이후로는 중소기업체를 전전긍긍 방황하고 있어 경제력을 가진 남편이 심하게 흔들리고 있었다. 생활비, 교육비, 의료비 등등 가정을 꾸리는데 경제력은 건물의 주춧돌 같은 것이었다. 남편이 하찮은 직장도 그만 두고 집에서 빈둥빈둥 놀고 있으면 본인도 그러겠지만 아내의 가슴은 검게 타들어 가고 그 결과는 심한 편두통과 불면증으로 나타났다.

그래서 그 분은 처녀 때 배운 퀼트 강사로 생활비를 보태지만 여자의 한계를 실감하곤 했다. 직장이 확실하지 않은 남편 때문에 받은 결혼 20년의 결과로 흰 머리가 생기고 저번에는 원형 탈모로 모자를 눌러 쓰고 다니던 기억들은 다시 기억하고 싶지 않았다.

신경을 쓰면 속에서 울화병이 생기고 그 화병은 상기하여 두통과 어지럼증, 심하면 불면증, 귀 울림(이명) 등이 나타나고 화(火)가 더 격하게 되면 암을 유발한다. 그 분은 그 나쁜 화(火)가 갑상선을 자극하여 암세포를 형성했다. 갑상선암은 이처럼 신경과다로 발생하곤 하는데 그 분도 그런 경우에 해당되었다.

사례 그 분은 항상 오전 첫 환자분으로 내원하셨다. 고등학교 교사로 재직하다가 퇴직하여 여유롭게 인생을 즐기고 있는데 거의 매일 등산으로 건강을 챙겼다. 퇴직자들에게 등산은 건강과 소일거리로 제일 많이 선택되어 그 분에게도 예외는 아니었다. 평소에 등산을 하던 분이라 아침 식사하고 한의원에 들러 진맥하고 약 주문하고 산을 가는 길이라 등산복 차림이었다. 부부 금실이 좋아 항상 내외분이 다정하게 진료실에 들어 올 때는 반갑고 고마웠다. 변하지 않고 건강하게 지내는 모습이 인생 선배로 존경과 찬사를 보내고 싶었다. 그 분의 챠트를 보니 첫 내원이 1991년 이었으니 필자 한의원과 벌써 20년 이상 인연을 맺은 관계였다. 그 분의 따님이 중학생일 때 필자 한의원에 다니었는데 이제 30대 후반이니 많은 세월이 흘렀다.

요즘은 챠트가 종이로 이루어지기도 하지만 보험환자들은 모두 전자챠트를 이용해 기록하고 청구된다. 그런데 그 환자분이 저번 5월에 내원하고 이번 11월에 내원하시어 6개월만에 한의원을 찾은 것 이다. 그 5개월에 무슨 일이 일어나셨을까? 얼굴도 그대로, 혈색도 그대로, 음성도, 체격도 모두 그대로 이셨다. 그런데 이게 무슨일인가? 컴퓨터 모니터에 뜬 전자 챠트를 유심히 바라보아야 만했다. '산정특례(암)-011----2' 숫자는 붉은 글씨로 적혀 있었다.

충격이었다. 암 진단이 내려져 건강보험공단에 보고된 것이다. 하지만 필자는 최대한 감정을 억제하고 진단을 계속했다. 항상 했던 대로 혈압과 혈당 체크하고 통풍(요산) 검사하고 그리고 문진을 차분하게 진행했다. 환자 당사자는 본인이 암환자인지 알고 있을까? 아니면 보호자만 알고 본인은 모르고 있을까? 이런 저런 생각에 진료는 당황할 수밖에 없었고 평소에 건강한 분이었으니 더욱 놀랄 수밖에 없었다. 어느 부위에, 몇 기 암인지 궁금했지만 물을 수 없었다.

그 분이 진료를 마치고 나간 후에 곰곰이 생각해 보았다. 그 분이 왜 암에 걸렸을까? 20년 이상 진료한 필자이니 누구보다 그 분의 성격, 체질 등을 잘 알고 있어 나름대로 진단해 보았다. 그 분 부모나 형제들이 암으로 고생한 경우도 없었고 음식과 운동으로는 질병이 발생할 수 없을 정도로 모범적인 인생을 보내고 있었다. 아무래도 '신경성' 에 의한 암세포가 유발될 가능성이 많았다. 평생 교육자로 살아오면서 곧은 성격이 더욱 곧아 본인 성격을 조절하지 못하고 사셨다. 그래서 그 깔끔한 성격으로 과민성대장 증상으로 고생하여 아침에 쾌변의 즐거움을 평생 알지 못했고, 밤은 숙면을 취하지 못하고 항상 잠을 설쳐야만 했다. 요즘 표현으로 좀 까칠한 성격으로 주위 사람들이 좀 불편할 수 있었는데 본인도 그런 성격을 고치고 싶지만 난치요 불치였다. 생각하지 않아도 될 일을 신경 쓰고, 불필요한 사건에 관심 갖고, 이 세상 사건을 모두 자신이 해결하려고 했으니 머리가 항상 복잡했을 것 이다. 그런 성격은 물론 정이 많아 한편 다정다감했다. 주위 사람에게 사물에게 관심을 갖는 만큼 본인은 신경과다로 인해 건강에 적신호가 켜졌을 것 이다. 한약을 자주 복용하셨는데 효과가 크지 않은 것도 신경성 때문이었다. 그런 적신호에 암 세포가 어느 장기에 자리 잡고 몸집을 불리웠을 것 이다.

신경과다는 정상적인 인체의 에너지를 빼앗아가 질병을 유발한다. 신경과다는 좋은 기운인 정기(精氣)를 소모하고 나쁜 기운인 사기(邪氣)를 만드는 작용을 한다. 신경과다는 면역력을 저하시켜 질병이 발생한다. 신경성이 그만큼 건강에 해롭다.

필자가 책을 완간하는 과정에서 일어난 진료이기에 그 분의 암 상태를 파악하지 못했다. 그 선생님의 가족을 통해 자세한 내용을 알아 볼 예정이다. 필자 한의원에서 도움이 될지 고민해 볼 생각이다.

이렇게 신경성이 질병을 일으킨다. 가볍게는 '신경성(긴장성) 두통' 을 비롯하여 '신경성 위장병', '과민성대장증후군', '갑상선질환', '불면증' 등을 일으킨다. 한의학에서는 '칠정상(七情傷)이라고 하여 기쁘고 슬픈 희로애락비경공(喜怒哀樂悲驚恐)의 감정에 의해 질병이 발생한다고 했다.

지나치게 걱정을 해도, 지나치게 슬퍼해도, 과하게 화를 내도, 갑자기 놀랄 일이 생겨도 건강에 해롭다.

지나치게 근심 걱정이 많으면 정신이 상하여 두려워하고 의욕이 상실되고 살이 빠지고 모발이 거칠며 얼굴이 창백해지고 겨울이 되면 죽는다(心怵惕 思慮則傷神 神傷則恐懼 自失破困 脫肉 毛悴 色夭 死于冬).

지나치게 화를 내도 질병이 발생하니 혼백이 손상되어 흥분을 잘하고 혼란스럽고 팔다리를 들지 못하고 털이 마르고 안색이 창백해서 봄이 되면 죽는다(脾憂愁而不解則傷意 意傷則挽亂 四肢不擧 毛悴 色夭 死于春).

이처럼 현대인들의 과도한 스트레스는 만병의 원인이 된다.

동의보감에는 '화는 좋은 기운을 손상 시켜 질병을 발생한다' 며 병리기전을 구체적으로 설명하고 있다.

화(火)는 능히 모든 물체를 소실시키니, 금(金)을 녹이고 토(土)를 훼손하고 목(木)을 왕성하게 하고, 수(水)를 고갈시키는 것이 모두 화(火)의 작용이다.

그래서 화(火)는 병이 되는데 그 폐해가 극히 심하다(火之爲病 其害甚大)

화는 원기(元氣), 곡기(穀氣), 진기(眞氣)의 적(賊)이라고 하였다.

이는 신경성 스트레스가 인체를 유지하고 생활하는 에너지를 빼앗아가 질병을 일으키는 원인이라는 설명이다. 저항력을 떨어트리고 면역력을 약화 시켜 질병을 유발하는 원인이 신경성이라는 이론이다.

신경이 예민하고, 쉽게 화를 내고, 쉽게 긴장하고, 너무 꼼꼼하고, 이런 사람들이 암에 걸리기 쉽고 예후도 좋지 않다.

화가 정상적인 기운을 손상시켜 질병을 일으키니 신경 안정이 건강에 매우 중요하다.

이처럼 한의학에서는 화병이 매우 중요한 범위를 차지하여 한방병원에 '화병 클리닉' 을 개설하여 화병만 주로 치료하는 전문 한의사가 있다. 화병이 그 만큼 차지하는 비중이 높아 현대병 치료에 많이 적용하고 있다.

그래서 신경을 많이 쓰면 발생하는 화(火)로 인해 발암 원인이 되기도 하는데, 이 화를 풀어 암의 전이를 막고 심지어 암을 극복 치유하는 경우를 임상 경험하게 된다.

필자는 본 서적의 출간을 준비하면서 많은 서적을 참고하였다. 암에 관한 많은 서적들은 매우 중요한 정보와 지식을 제공하였다. 이런 유익한 서적 중에 으뜸은 안드레아스 모리츠의 [암은 병이 아니다] 였다. 책 제목에서 나타나듯이 암은 그저 만성 질환일 뿐이지 우리가 알고 있는 것 처럼 난치, 불치병이 아니라는 희망의 메시지를 전달하고 있다. 의학 전문가인 저자는 정신과 육체는 서로 연결되어 있는데 암은 갇혀있는 고립된 감정에서 발생한다고 했다. 진정한 치유는 우리 몸에서, 우리 몸에 의해서 완성되는 것이며, 특히 정신과 감정이 어떤 상태에 있느냐가 치유의 성패를 좌우한다는 사실을 잊어서는 안 된다고 강조하고 있다.

암 전문 병원인 미국의 MD 앤더슨 종신교수였던 김의신 박사의 암 이야기는 시사하는 바가 크다.

[30년 동안 매일 암 환자들을 봤다. 환자를 처음 맞닥뜨리면 '이 환자는 치료가 잘 되겠구나!' 아니면 '안 되겠구나!' 짐작이 간다. 결론부터 말하면, 암에 걸렸어도 담대하고 비교적 표정이 밝은 환자는 치료가 잘 되고, 암 치료를 시작도 안 했는데 벌써 걱정이 태산인 사람은 이상하게 잘 낫지 않는다.

가만 보면 재미교포나 한국서 온 환자들은 유난히 근심이 많다. 어느 중년의 유방암 환자는 수술도 받기 전에 자기가 죽으면 남편이 어떤 여자랑 재혼할까 걱정한다. 회사 중역은 자기 아니면 회사 결딴난다고 생각하고, 정치가는 자기 아니면 한국이 망한다고 초장부터 안절부절못한다. 직업이 의사인 환자들도 마찬가지다. 항암제 관련 자료를 뒤져서 유독 부작용 관련 내용만 줄줄 외운다. 그리고는 이 약이 괜찮으냐고 따진다. 그런 상태에서 약이 들어가니 치료가 잘 되겠나 싶을 때가 잦다.

백혈병을 앓았던 한 의사 환자는 암 치료 1년 후 재발해 왔다. 이 환자는 빌딩을 몇 채 가진 재력가였다. 그런데 어느 날 새벽, 숨이 넘어갈 정도로 위험한 상황이 됐다고 해서 급히 병실에 가봤다. 사정을 들어보니 부부싸움이 발단이 됐다. 남편이 입원비(하루 1000달러)가 너무 비싸다며 내일 무리해서라도 퇴원하겠다고 하기에, 부인이 "휴가 한 번 안 가고 일만 해서 돈 벌어 놓고 죽을 판인데 당신 미쳤느냐"며 말렸다는 것이다. 그 환자는 6개월 후 세상을 떴다. 그런 면에서 대개 시골에서 온 환자들이 서울 같은 대도시에서 온 환자보다 치료가 잘 된다. 시골 환자들은 큰 병원에 왔다는 것에 만족하고 표정이 밝다. 병원 밥도 맛있다며 잘 먹어 암 치료에 잘 견딘다. 그러나 한국 환자들은 수치에 일희일비(一喜一悲)한다. 암이 얼마나 치료됐는지를 알기 위해 CT를 찍으면, 그날부터 결과에 목숨을 건다. 밤새 초조해하다가 새벽에 전화를 걸어와 물어보기도 한다. 약간 나빠졌다고 말하면, 그때부터 환자는 잠을 못 이룬다(항암 치료 과정에서 병세가 오르락내리락하는 것은 흔한 일이다). 일주일 뒤 병실에 가보면 그동안 밥을 잘 먹었는데 식음을 전폐하고 세상을 떠날 채비를 한다.
반면 미국 환자는 환자 같지 않은 환자가 많다. 항암 치료 사이에 태평스럽게 골프를 치거나, 악기를 신나게 연주하는 이도 많다. "하늘나라에 먼저 가 있을 테니 나중에 보자"라고 농담을 하는 환자들도 있다. 그런데 희한하게 그런 사람이 잘 낫는다.
한국 사람들은 일만 하다 살아서인지 고통을 잊고 항암 치료의 무료함을 달랠 방법을 모른다. 일을 못하면 인생이 끝난 것 마냥, 그냥 방에 갇혀 근심 속에 시무룩하게 지낸다. 암세포가 좋아할 일이다. 아무 거나 잘 먹고 배짱 좋은 환자, 종교를 믿고 모든 것을 신에 맡기는 담대한 사람, 취미가 뚜렷해서 스트레스를 잘 관리하는 사람, 매사에 긍정적이고 희망을 찾는 환자들의 암 치료 결과가 좋다. 물론 예외도 있다. 확률적으로 그렇다는 것이다.
우리 몸에서 암세포를 잡아먹는 대표적인 면역세포가 '자연 살해(殺害)세포'(NK · Natural Killer Cell)다. 이게 많으면 암 치료가 잘 되고 암에도 잘 걸리지 않는다. 여러 사람을 대상으로 이 세포의 수치를 조사했더니, 항상 웃고 즐겁게 사는 사람에서 수치가 높게 나타났다. 교회 성가대 찬양대원들은 일반인보다 그 수치가 1000배 높게 나와, 나도 놀란 적이 있다. 기쁨 속에서 노래하고, 감사 기도하고, 인생을 밝게 사는 사람이 암에 대한 저항력이 높은 것이다. 이는 이제 의학계에서 정설이 됐다. 어느 종교를 믿건, '찬양대원의 NK 세포 천배' 의미를 되새기며 살아가길 바란다.
조선일보 2011. 10].

마이클 안토니 미국 마이애미대 교수는"암 환자의 스트레스가 암을 악화시킨다는 연구 결과가 속속 나오고 있는 만큼, 암 환자 마음까지 보살펴야 제대로 암을 치료하는 것"이라고 말했다.

안토니 교수는 "스트레스 많이 받는 사람이 암에 걸릴 위험이 크다거나 암 치료 결과가 나쁘다는 것은 여러 연구에서 통계적으로 입증됐지만, 실제 우리 몸 안에서 스트레스가 어떤 작용을 일으켜 암을 만드는지 아직 확실치 않다"면서, "대신 이미 암에 걸린 환자에서 스트레스가 어떻게 암을 악화시키는지에 대해선 상당한 증거를 갖고 있다"고 말했다.

예를 들어 유방암 환자를 대상으로 진행된 37편의 연구를 분석한 결과, 우울증이 있거나 분노 조절이 되지 않은 환자는 치료 성적이 나쁘고, 위안(심리적 지원)을 받은 환자는 더 잘 낫는 것으로 밝혀졌다는 것이다. 그뿐만 아니라 스트레스가 실제로 암이 잘 자라는 환경을 만든다는 것도 동물실험에서 확인됐다. 그는 유방암 · 난소암 · 백혈병 같은 암에 걸린 쥐가 스트레스를 받으면 T세포, NK세포 같은 대표적인 면역세포가 줄어드는 것을 확인했다. 또 스트레스 호르몬이 나오면서 암 조직 주변으로 혈관이 급격히 자라는 현상도 관찰했다. 본래 암은 암세포 주변으로 새로운 혈관을 쫙 만들고 이를 통해 영양분을 쭉 빨아들이면서 덩어리로 자란다.

안토니 교수는 "암 환자가 스트레스를 받으면 몸 안에서 암이 더 잘 자랄 수 있는 환경이 만들어진다는 것이 확인된 것"이라며 "암세포에 영양을 공급하는 혈관이 생겨나고, 암세포가 주변 조직을 뚫고 침투하는 데 필요한 효소도 많이 나와 암이 다른 곳으로 전이될 위험이 커진다"고 말했다. 반면 암세포를 잡아먹는 면역세포는 줄어든다고 했다.

그렇다면 암 환자의 스트레스를 덜어주면 실제 암세포에선 어떤 일이 일어날까. 그는 최근 이 질문에 대한 답을 구하기 위한 연구에 몰두하고 있다고 했다. 이미 2008 · 2009년에 발표한 논문에서 명상 · 심호흡 · 상담 같은 프로그램을 통해 심리적 안정을 얻은 유방암 환자에서는 스트레스 호르몬이 훨씬 덜 나온다는 것을 증명했다. 그는 "암 진단 자체가 엄청난 스트레스이고, 치료 · 회복 과정에서도 환자들은 큰 심리적 갈등과 고통을 겪는데, 이를 방치하면 암이 악화될 위험이 크고 반대로 스트레스 관리를 잘하면 더 잘 나을 수 있다는 뜻"이라고 말했다.

안토니 교수는 "내년 봄이면 스트레스 관리를 받은 유방암 환자의 생존율이 얼마나 높은지 등에 대해 더 확실한 결과가 나올 것"이라며 한국이나 미국처럼 전이되지 않은 암은 웬만하면 치료가 되는 상황에서 스트레스 관리와 심리치료는 더 중요하다고 말했다. 그는 "수술 · 항암요법 같은 일차적 암 치료 이후 환자의 스트레스 수준을 보고 재발이나 전이 여부를 예측할 수 있는 날이 올 것"이라고 말했다(2013.8.)

어느 신문 기사에 말기암 환자의 기적같은 치료 기사 또한 현실이며 희망이었다. 웃으면서 암을 극복한 집배원 아저씨가 청와대에 초청된 기사는 안 환우들에게 복음이었다. 돈 안드는 웃음이 암을 극복하게해 준 원동력이었단다.

그가 주머니에 손을 넣었다 꺼냈다. 조금 전까지 분명 빈손이었는데 순간 붉은 장미가 들려 있었다.

"우와~."

10여 명의 할머니 · 할아버지가 좋아라 박수를 쳤다. 이번엔 키에 쌀을 놓고 덮개로 덮었다가 열었다. 쌀 대신 튀밥이 가득했다. 한 움큼씩 할머니들에게 나눠 드렸다. 그도 먹었다.

"웃기 어려울 땐 최불암식으로 웃으세요. 자 따라 해 보세요."

그가 온몸을 써 '파~' 웃자 한껏 흥겨워진 할머니들도 '파~' 했다.

얼마 전 전북 정읍시 산내면 장금리 경로당을 웃음으로 채운 그는 정읍 칠보우체국 집배원 김천수(48)씨다.

그는 매일 산내면 · 산외면 일대에서 90~130㎞를 돌며 800~1000통에 달하는 우편물을 배달한다. 하지만 그가 실어 나르는 건 우편물만이 아니다. 웃음치료사이고 파티 마술사인 그는 웃음도, 마술도 함께 나른다.

김장철인 최근엔 김장 평론가가 되곤 한다. 집집마다 돌며 김장 맛을 보고 간이 품평회도 한다. 덕분에 할머니들이 떠안긴 김치 한 포기와 함께 돌아오곤 한다. 문짝을 고치고 방충망을 다는 등 허드렛일을 하고 잔심부름도 하곤 했다. 그때마다 온갖 푸성귀가 가득 실리곤 했다.

2006년 3월 27일 이전의 그라면 상상 못할 하루하루다. 술 · 담배 · 사람을 좋아하던 그는 그날 직장암 4기말이란 진단을 받았다. 21일 뒤 수술을 받았다. "모든 걸 포기하겠다"고 생각했다. 1년여 흘렀을까, 인터넷에서 '웃음으로 암을 물리친다'는 문구를 봤다. 그 길로 광주의 웃음치료사 과정에 등록했고 6개월 만에 1급 자격증을 손에 쥐었다. 살기 위한 웃음이었다.
딱히 써먹을 데가 없다고 생각하다가 관내에 혼자 사는 할머니 · 할아버지들을 떠올렸다. 경로당과 경로대학 등을 찾아다니기 시작한 계기였다. 그도 웃고 할머니 · 할아버지들도 웃었다. 돕기 위한 웃음이었다.
그 뒤엔 파티 마술을 배웠다. 또 노인들의 피해가 잦은 보이스피싱 예방교육 전문가까지 됐다.
암 발병 5년째인 그는 올 2월 병원에서 "1년 뒤 오라"는 얘기를 들었다. 건강보험공단에서 중증환자를 '졸업'했다는 축하 서신도 받았다. 별 이상이 없다는 얘기였다. 올 상반기 우수 집배원상도 받았다. 그는 25일 기자와의 통화에서 자신의 5년여 삶에 대해 이렇게 말했다.

"이젠 세상이 달라 보입니다. 제2의 인생입니다. 그분들을 돕는다고 생각했는데 오히려 제게 좋은 일이 생기고…, 제가 도움을 받은 겁니다. 아침에 한시라도 빨리 일어나고 싶고 저녁엔 조금이라고 늦게 자고 싶어집니다. 더 많은 사람과 같이 있고 싶어집니다. 주변 사람들 덕분에 저는 세상을 다시 살고 있습니다. 하하."
행복하기에 나온 웃음이었다.
웃음치료 – 웃음을 통해 질병으로 인한 고통과 스트레스를 줄이는 치료법. 현대적 의미의 웃음치료는 미국 잡지 '새터데이 리뷰'의 편집장이었던 노먼 커즌스로부터 출발했다. 강직성 척수염에 걸렸던 그는 코미디 방송을 볼 때면 통증이 줄어드는 데 착안해 웃음치료를 제안했고, 지금까지 의학계의 연구가 계속되고 있다(중앙일보, 2011. 11. 26).

* 필자가 1년에 한번씩 만나는 고향 친구들이 있다. 벌써 세월이 흘러 30년 넘은 모임이니 그 오랜 세월 우정을 나누었으니 참으로 질긴 인연이고 절대 변하지 않을 친구들이다. 연말에 1박 여행을 하면서 술도 마시고 노래방도 가고 주위 관광지를 찾거나 등산을 즐기기도 한다.

최근 모임 장소는 단양, 고향에서 서울에서 친구들이 모여 토요일 하루 밤 지내고 일요일 소백산 산행을 계획했다. 토요일 저녁 예약한 펜션에서 고기구어 술을 마시며 그 동안 나누지 못한 이야기를 나누었다. 그리고 회장이 준비한 화투놀이를 했다. 고향 친구 남자들 끼리 꺼릴 것이 뭐가 있겠는가? 모두 팬티 바람에 화투를 돌렸다. 일명 '버티기' 도박이 벌어졌다. 정말 오랜만에 하는 화투놀이였다. 천원 놓고 제일 끗발이 높은 친구가 먹는 약간 긴장감이 있는 놀이다. 1.2, 4.6, 10.1 등 족보를 적어놓고 히득거리며 화투놀이를 즐겼다. 게임이 비기면 판돈이 커져 배판이 되어 더욱 눈에 심지를 키웠다. 포클레인 운전하는 친구가 9.9 구땡을 잡았는데 시청에 근무하는 친구가 3.8 광땡을 잡아 서로 몸을 뒹굴고 웃었다. 몇 천원의 긴장감에 옛 추억이 살아나는 시간이었다. 이제 반백이 되고 대머리가 되어가는 친구들이 오랜만에 웃고 떠들며 즐거운 시간을 보냈다.

필자도 오랜만에 웃고 즐겼다. 새벽까지 진행된 그 화투판은 전혀 피로하지 않았고 우리들 모두 심신이 즐거웠고 유쾌했다.

필자는 생각했다. 서울에 올라와 20여년 진료하다보니 그 날 처럼 호탕하게 웃은 기억이 거의 없었다. 항상 긴장, 과로의 연속이었던 도시 생활이었다. 정말 오랜만에 '잃어버린 웃음' 을 되찾은 셈이었다. 젊은 날 고향에서 아무런 걱정없이 웃으며 지내던 고향 친구들을 만나 웃음을 되찾은 것이다. 경쟁이 심한 도시 생활을 하면서 소중한 웃음을 그 동안 잊고 지낸 것이다.

이런 경험은 필자 뿐만이 아니라 내남직없이 모두 그러하리라 여겨진다. 잘 생각해 보자. 우리가 하루에 껄껄대고 웃는 시간과 기회가 얼마나 있는지 잘 생각해 보자. 웃음의 반대편에서 우리들의 심신을 혹사하지 않고 있는지 생각해 보자.

필자는 이글을 쓰고 있는 지금도 몇 개월 전에 즐겼던 소백산 펜션의 그 웃음소리를 다시 가져보지 못했다. 도시인으로 살아가기 바쁜지 그 때 그 신선한 웃음을 재연하지 못하고 있다.

필자는 확신한다. 단양 소백산 밑 펜션에서 버티기를 하면서 웃던 그런 시간에는 암세포가 전혀 발생하지 않을거라고 확신한다. 오히려 체내에 발생한 암세포가 줄어들거라고 확신한다. 웃으면 체내에 좋은 기운인 정기(精氣)가 발생하고 질병의 원인인 사기(邪氣)가 없어진다.

우리들 모두 '잃어버린 웃음' 을 찾는데 노력해 보자. 경쟁 사회에서 살면서 잃어버린 웃음을 되찾아 보자.

암을 극복하는데 좋은 방법은 없을까. 어떻게 하면 암을 예방 치료할 수 있을까?

암은 삶이 바뀌어야 극복할 수 있다.

그 동안 살던 공기 탁한 도시생활, 그 동안 즐겨 먹던 짠음식 지방식, 그 동안 과로와 과식의 생활패턴, 이 핑계 저 핑계로 하지 않은 운동, 그 동안 받은 스트레스, 그 동안 무심히 지나친 분노와 욕심. 암을 유발하는 모든 것을 버려야 한다. 그리 쉽지 않겠지만 유일한 방법이다. 그래서 좀 독한 구석이 있어야 한다. 변화에 적응력이 높아야 한다. 고집불통과 게으르면 암에게 건강을 빼앗기고 만다.

건강을 위해 웃자. 좀 속이 없을지 몰라도 웃으며 살자. 일소일소 일노일노(一笑一少 一怒一老)라 하지 않았던가.

4) 수면

사례 동창회 중에서 초등학교 친구가 제일 편하고 정감이 간다. 물론 오랜 세월 사귄 친구들도 있고 몇 십년만에 만나는 친구도 있지만 왠지 초등학교 교정은 영원히 기억할 추억의 한 페이지이다. 오랜 세월만큼 우정도 깊은 친구들, 동창모임이 기다려지고 보고 싶은 친구들이다. 야유회, 송년회는 물론 애경사에 만나는 초등학교 친구들은 항상 반갑고 정겹다.

그렇게 다정하게 지내고 있는데 슬픈 소식이 전해졌다. 저번 야유회에 불참한 Y 여자친구가 요즘 병원 다니느라 바쁘다는 소식이었다. 여자 동창으로 평소 성격이 활달하고 음식솜씨가 좋아 야유회 때 마다 맛있는 음식을 준비한 친구였는데 병환으로 고생한다는 소식이었다. 다른 친구는 몰라도 그 친구가 투병생활 한다니 믿겨지지 않았다. 이제 중년 여성이지만 성격이 워낙 좋아 근심걱정 없을 것 같은 친구인데 병에 걸리다니 모두 의아해 했다.

진단 결과 유방암 3기. 요즈음 의학 정보가 언론 매체를 통해 많이 보급되어 일반인들이 거의 의료인 수준이 될 정도이다. 그 여자 동창도 텔레비전에서 방영된 '유방암 자가진단'을 보고 직접 해보니 가슴에 덩어리가 만져져서 병원으로 달려가 검진 결과 암으로 진단이 나왔단다.

유전 소인도 없고 평소 운동과 식사에도 문제가 없는데 왜 이런 고약한 병에 걸렸는지?

담당 주치의의 원인 규명을 듣고서야 수긍할 수 있었다.

수면부족. 그 친구는 밤을 새워 철야로 하는 직업을 가지고 있었다. 20년 가까이 야간 근무를 하다 보니 신체에 암세포가 암 조직을 형성했던 것 이다. 밤새 일하고 새벽에 퇴근하면 오전에 잠깐 토막잠을 자고 오후에는 가정일과 개인일을 보고, 항상 수면이 부족한 상태로 지내온 결과 유방암이란 진단을 받았다. 정말 심신이 건강한 친구가 암에 걸리리라는 상상을 못했는데 잘못된 수면은 암을 유발하였다.

가슴 절개 수술하고 항암제를 투여하여 전두모 탈모로 교외 전원주택에서 투병생활하는데 얼마나 고통스러웠을까? 한쪽 가슴은 절개하고 머리는 홀라당 빠졌으니 그 공허함을 어떻게 감당할지. 그 동안 힘들게 살아온 인생의 결과가 유방암 이라니 얼마나 슬플까?. 이런 저런 생각에 가슴에 뜨거운 기운이 몰아쳤다.

멜라토닌은 두뇌 깊숙이 위치한 송과선에서 분비하는 호르몬으로 생체리듬을 주관하는 작용을 한다. 멜라토닌 분비량을 조절하는 열쇠는 망막에 도달하는 빛의 양으로 망막에 도달하는 빛의 양이 적을수록 멜라토닌의 분비량이 증가하면서 수면을 유도한다. 반면 빛의 양이 늘면 멜라토닌 분비가 줄어들어 잠에서 깨게 된다.

멜라토닌은 암과 관련이 있는 것으로 보고되고 있다. 멜라토닌은 강력한 항산화 물질로 조직과 미토콘드리아의 DNA를 보호하여 돌연변이로 인한 암 발생 가능성을 줄여준다. 야간 근무하는 여성들은 멜라토닌 생산이 크게 억제되어 유방암에 걸릴 가능성이 50%나 높은 것으로 드러났다. 반대로 맹인들은 암 발생률이 낮은데 보통 체내의 멜라토닌 수치가 평균치 보다 더 높기 때문이다.

연구결과 유방암, 폐암, 뇌암, 피부암 환자가 멜라토닌을 매일 10~40mg 복용한 결과 생명이 연장되었다는 보고는 시사하는바가 크다.

잠을 충분히 자는 것이 대장암 예방에 도움이 될 수 있다는 연구도 있다. 미국 케이스웨스턴리저브 의대에서 연구한 결과 하루 6시간 이하로 자는 사람은 7시간 이상 자는 사람에 비해 대장암 전 단계인 대장선종이 생길 위험이 50% 정도 높았다.

사례 요즘은 왕진을 거의 볼 수 없다. 환자가 내원할 수 없을 정도로 거동이 불편하면 의사가 왕진 가방들고 환자 가정등으로 왕진을 갔다. 대개 뇌졸중으로 거동이 불편하면 왕진을 청해 진료를 받았다. 물론 요즘은 병의원이 주위에 즐비해 입원 치료를 받아 왕진을 청할 필요가 없지만 옛날에는 왕진이 의료인들에게 애환과 보람을 느끼게 하는 추억이 있었다.

필자에게 단골 환자분이 본인 오빠가 병환으로 고생하여 병원에 입원해 있는데 왕진을 청하였다. 양방병원에 입원하고 있어 굳이 한의사의 진료는 필요하지 않을 것 같은데 왕진을 청한 것 이다.

환자분은 몇 년 전에 발견된 폐암으로 투병중이셨다. 수술과 그 동안 항암치료, 방사선 등 서양의학에서 할 수 있는 모든 치료를 마친 상태였다. 그런데 수면장애로 고통 받고 체력이 저하되어 만성피로와 체중감소가 초래되었다. 잠을 제대로 못자 식욕도 없고 의욕도 상실된 상태였다. 오랜 투병 생활로 상태가 안 좋으면 입원 치료 받고 좀 회복하면 퇴원하는 지루한 병원 생활의 연속이었다. 시한부 인생을 살면서 삶을 정리하고 있는 말기암 환자분이었다.

회복이 어려운 상태로 병원에서도 증상에 따른 대증요법만 하고 있었다. 희망이 없는 상태의 환자분을 보면 참으로 난감하다. 한의사로서 한계를 절감할 때면 정말 죄송하고 미안하다. 하지만 쾌유가 안되지만 희망을 드리고 통증을 감소할 수 있는 최선의 진료는 의료인의 책무이기에 포기할 수 없다.

보호자가 전화상으로 왕진을 청할 때 환자의 불면증에 대한 정보가 있었고 간단한 침치료 등을 원하는 상태였다. 필자는 불면증만 완화시키면 왕진간 보람이 있는 셈이었다.

강남의 대형병원 암병동 제일 꼭대기 층에 위치한 특실은 쾌적하고 전망 또한 좋았다.

환자분은 한방 치료에 대한 기대가 많았고 필자는 최선을 다하는 것이 의료인의 의무였다. 준비해 간 침 치료와 척추 교정, 그리고 간단한 단방 한약차를 권했다. 양방병원에서 한방 치료를 하는 것은 결례이고 무례한 진료임을 알면서 불면증의 고통을 무시할 수 없었고 보호자들의 강한 왕진 요구를 거절할 수 없었다. 그렇게 기본적인 치료를 하고 돌아오는데 말기암 환자의 수척한 얼굴이 필자의 마음을 무겁게 했다.

그 다음 날 환자측으로부터 연락이 왔다. 퇴근 시간에 다시 왕진해 달라는 정말 기쁜 소식이었다. 오랜만에 환자분이 숙면을 취했다는 낭보였다.

그 이후 퇴원하여 필자 한의원에 내원 한방 치료를 받았다. 침치료는 물론 양질의 한약 등으로 면역력을 증진하고 수면을 유도했다. 수면장애를 많이 극복할 수 있었다.

하지만 왕진한 여름이 지나고, 가을 단풍철이 끝나고, 하얀 눈이 내리는 설경을 보고, 봄 야생화가 필 때 그 분은 이 세상을 떠나셨다. 가을 넘기기 힘들다는 양방병원의 진단이었는데 그래도 몇 개월 생명 연장은 수면장애를 이겨낸 한방 치료의 덕분이 아닌가 자위해 본다.

암환자를 대상으로 한 연구결과, 항암 치료나 방사선 치료를 받는 기간에 수면장애를 겪는 환자는 약 77%에 이른다. 물론 수면장애로 인해 환자의 저항력이 저하되고 병세가 더욱 악화되어 생명이 단축된다. 암환자는 일반인의 수면장애에 비해 2~3배 이상 높은 30~50% 정도가 수면장애에 시달린다. 그래서 암환자에게 수면은 회복을 위해 꼭 극복해야할 증세이다.

수면을 통해 피로를 회복하여야 하는데 오히려 수면장애가 나타나 더욱 체력이 저하된다. 잠을 못 이루어 설상가상 면역력이 떨어져 병세를 악화시켜 수면은 정말 건강 회복에 중요한 요인이다. 잘 먹고 잘 싸고 잘 자면 건강하다는 좀 어설픈 건강 상식이 기억난다. 음식과 배설, 그리고 수면이 건강을 좌우한다는 아주 단순하지만 매우 중요한 건강 상식으로 여겨진다.

07

항암효능 한약

7. 항암효능 한약

질병이 발생하면 주위에서 권하는 약재들이 얼마나 많던지. 전 국민이 의사가 되어 한 가지 약재인 단방(單方)으로 모든 질환을 치유할 것 같은 자상한 정보는 귀에 얼마나 달콤하게 들렸는지 모른다. 인정 많은 한민족의 정서가 전해오는 뜨거운 감정이 비방(?)을 귓속말로 전해 주곤 했다.

그런데 병을 치료하기 위한 인간의 노력만큼 잘못 알려진 정보도 많았던 우리의 현실이다.

특히 그 동안 암 치료의 영약처럼 여겨온 약재들의 허실을 살펴보는 것은 매우 유익하리라 여겨진다. 맹목적으로 유행가요 처럼 일시적으로 거론되고 복용되어 온 약재들, 암환자도 아닌데 오진으로 암으로 알고 있다가 치유되는 해프닝이 진실이 되어 명약으로 취급되는 사례, 한의학적인 근거없이 호사가들의 입으로 구전된 짝퉁 한약, 그 과정에서 피해를 본 암 환우들. 생명에 도움을 주지 못하고 경제적으로, 시간적으로 많은 시행착오를 한 약재들을 이제 검증의 시간을 가져볼 필요성을 느꼈다. 불온서적이 있듯이 '불온 약재' 가 있다면 이제 정리해 보자는 것 이다. 그리고 좀 더 나은 암을 다스리는 한약의 출현을 기대해 보는 것도 의미 있는 일이리라 여겨졌다. 아무리 치료가 어려운 암이라도 억제하고 다스리고 치유하는 방법이 있을 것 이다. 특히 자연에서 채취된 한약재는 인간의 고통을 줄이고 생명을 연장하는데 유익하리라는 확신이다.

70년대에 암환자들은 양방 병원에서 치료 불가라는 선고(?)를 받으면 율무를 많이 다려 마셨다. 율무가 암 덩어리를 풀어주고 없애준다고 믿었던 가장 대표적인 암 치료제였다. 물론 율무인 의이인(薏苡仁)은 덩어리인 종양을 풀어주는 효능이 있는 것으로 알려졌다. 하지만 체질 따라 맞는 분이 있고 그렇지 않은 분들이 있는데 일반인들은 맹목적으로 율무가 암 덩어리를 말끔히 없애줄 것으로 믿었다. 그런 당시의 영약(?)이 지금 얼마나 암치료에 활용되고 있는가? 그저 문헌상에는 초기, 양성 종양의 효능이 있다고 했는데 늦게 발견하면 만성적으로 난치요 불치인 암 까지 치료한다고 매우 과장된 정보에 현혹되지는 않았는지 반성해야 한다.

그 이후에 율무가 암 치료 분야에서 인기가 시들해지고 후에 나타난 약재는 아무래도 와송(瓦松)이었을 것 이다. 80년대에 설립된 지방 모 한의대 부속병원 암센터에서 암치료제로 와송을 대대적으로 홍보했고 임상 사례도 발표했다. 와송은 기와 위에서 자라는 매우 독특한 특징이 있어 그 특이한 성장과정 때문인지 특이한 암세포를 억제한다는 보고와 임상은 한 동안 지속되었다. 하지만 그 유명세를 탔던 와송의 생명력도 오래가지 못하고 다른 약재들을 활용하고 있다.

옷에만 유행이 있는 것이 아니다. 치료제에도 세월 따라 그 흐름이 있어 그런 혼돈 속에서 환자와 가족들은 방황하게 된다. 그래서 암치료에 와송이 주춤하자 등장한 약재가 버섯류였는데, 특히 상황버섯은 폭발적인 인기를 얻었다. 몇 년 전에만 해도 누구누구가 암에 걸렸는데 상황버섯 좀 구해 달라는 부탁 전화가 많았다. 당시에 자연산 상황버섯은 1 Kg에 무려 1,000만원 넘는 비싼 몸이었다. 그 상황버섯만 다려 먹으면 암이 줄어들고 급기야 덩어리가 사라질 것으로 믿었다. 그래서 집에서 요양하면서 뿐만이 아니라 양방 암센터에 입원하면서도 다린 상황버섯을 마셨다. 상황버섯과 함께 영지버섯 또한 이용되었고 그 이후에 차가버섯이 대세를 이루고 있어 지금도 버섯류는 그 대세가 꺾이지 않고 음용되고 있는 실정이다.

2000년에는 좀 더 효능적인 약재가 출현했는데 옻나무였다. 한약명으로 건칠(乾漆)이라고 하여 그 동안 약재에 비해 좀 더 많은 사람들이 이용하였다. 그리고 말기 암환자 중에는 칠을 복용하여 생명을 연장하고, 심지어 암이 치료된 사례가 많이 나왔다. 이 건칠의 효능으로 양 한방의 첨예한 대립과 고발 등이 이루어지기도 했다. 아직도 이 건칠은 말기암 환자의 수명연장을 위해 많은 환자들이 이용되고 있다. 이 건칠이 한약을 대표하는 최고의 항암 제로 끝나지 않을 것이다. 더 효과적인 약재가 있을 것이고 그 약재의 개발은 한의사등 관련 전문인들의 몫이다.

요즘은 한의학의 이론인 '면역요법', '온열요법', '약침요법' 등으로 암을 다스리고 있다. 하지만 암에 대한 치료의 미비한 갈증은 가시지 않았고, 이 치료방법 역시 수명이 언제 다할지 모를 일이다.

이처럼 암에 대한 치료는 시대에 따라 한약제의 출현이 빈번했고 그 만큼 부침이 심했다. 그래서 이런 저런 약재에 대한 암의 예방과 치료에 대한 잘못된 정보지식을 바로 잡아야하는 일은 물론 임상 한의사와 한의대학 교수들의 책무일 것이다. 또한 항암효능이 있는 약재의 발견과 연구 또한 한의학 종사자들의 영역이다. 그런 의미에서 서적을 통한 가장 정확한 성분 효능을 소개하는 것은 한의학의 발전뿐만이 아니라 암 환우와 가족들에게 중요하고 정확한 정보를 제공하는 매우 뜻 있는 작업이라 여긴다. 암은 생명과 직접 연관된 질환으로 치료 시기를 놓쳐서는 않된다.

요즘 암은 부위와 발견 시기에 따라 완치가 되기도 하지만 좀 늦게 발견하면 만성질환으로 평생 관리해야 하는 질병으로 인식되고 있다. 그런 관리와 치유에 한약이 많은 도움이 되는 것으로 사료(思料)된다. 암의 특성인 전이와 침윤의 억제에 한약이 효과적으로 작용한다. 많은 약재가 소개되지만 환자의 병소와 증상, 체질에 맞는 항암제의 선택은 고통을 해소하고 생명연장에 많은 도움이 된다.

한약재에 대한 항암효능이 있는 문헌적인 조사는 '중화본초(中華本草)'가 근간이 되었다. 중화본초는 중국 인민공화국 50주년을 기념하기 위해 1998년 국가 중의약관리국에서 전국 60개 편찬위원회를 만들어 500여명이 10년간 집필하여 집

대성한 본초의 대작이다. 세계 최고의 한약 대사전으로 기원, 성분, 효능, 약리작용, 현대임상연구 등 식물성 동물성 광물성 한약재 8979종이 소개되었고 항종양(抗腫瘍)효과가 나타난 약재는 무려 451종에 달하였다. 본 서적에서 항암효과가 있는 한약재 중에 한의원에서 사용하고 주위에서 구할 수 있는 약재 150여가지를 정리 소개하였다.

중화본초 출간 이전인 1976년에 출판한 '중약대사전' 은 7년간의 초고과정과 4년여의 수정과 증보로 강소신의학원에서 출간하였는데 5767종의 한약재가 수록되어 있다. 이 중약대사전 또한 본초의 근간으로 많은 부분 인용하였다.

아쉽게 한국에는 중화본초나 중약대사전 같은 방대한 본초서적이 없다. 하지만 중국에서 발간한 2권의 서적(중화본초 총10권, 중약대사전 총4권)은 현대의학 관점에서 성분, 효능, 임상 응용 등을 자세히 소개하여 한의학을 통한 질병 연구에 매우 유익한 정보를 제공하였다.

중화본초와 중약대사전에 수록된 항암제를 정리하여 한약의 암 연구 근간을 마련한 셈이다. 문헌에 나타난 항암제를 수록하여 한약을 통한 암의 예방과 치유에 도움이 되리라 여겨진다.

한국에서 항암제를 소개한 서적은 그리 많지 않다. 2013년 대한암한의학회에서 출간한 [한의통합종양학]에서 항암 본초 22종 소개가 전부이다. 각 한의과대학 교수들의 공동저서로 임상과 실험에서 입증된 내용을 수록하고 있다. 임상적인 검증된 항암 효능을 첨부하였다. 앞으로 더 많은 항암 효능이 있는 한약재의 연구가 진행되기를 기대해 본다.

항암 효능이 있는 것은 한약재뿐만이 아니라 우리 식탁에 매일 올라오는 식품에도 항암 효능이 있는 것이 많다. 그래서 옛날부터 의식동원(醫食同源)이라 하여 식품과 약을 동일시 하였다. 약과 식품이 따로 있지 않아 잘 가려 먹으면 질병을 예방하고 치료할 수 있다며 음식의 중요성을 강조 하였다.

그래서 음식을 비롯하여 항암 효과가 있는 것으로 현재 널리 애용하고 알려진 한약재를 문헌을 중심으로 알아보자. 그리고 현실적으로 얼마나 효과적인지 그 허실을 살펴보자.

● 양파(洋葱 *Allium cepa L.*) ●

미신(味辛) 감(甘) 성온(性溫)

피를 맑게 하고 혈관벽 저항력을 증가하여 고혈압, 고지혈증 등에 유효하다. 기름진 중화요리를 먹을 때 같이 먹는 양파가 청혈(淸血)작용을 한다. 그래서 단방으로 양파즙을 많이 복용하는데 허실이 있다. 양파의 성미가 매웁고 따뜻하여 몸이 더운 체질은 오히려 해를 보는 경우가 많아 전문 한의사의 진단을 꼭 받아야 한다. 양파가 모든 심혈관질환에 좋은 것은 아니다. 임상에서 많이 경험하는데 양파가 이로운 사람보다 해로운 사람이 더 많다. 물론 음식으로 양념으로 조금씩 요리에 첨가하는 것은 무방하나 즙을 내어 몇 개월 몇 년 장복하는 것은 꼭 전문가의 체질 감별을 받아야 한다.

이렇게 좋은 양파에 항암효과가 있으니 체질에 맞으면 평소에 음식으로 조금 더 첨가하여 상복하거나 즙으로 장기 복용해도 좋다. 동물 실험에 의하면 위암과 폐암의 억제율이 75%가 넘는다. 양파를 즙으로 평소에 음용하면 암세포의 생장을 25% 이상 현저하게 지연시키는 효과가 있다. 또한 구강암의 억제효과가 있다.

● 마늘(大蒜 *Allium sativum L.*) ●

미신(味辛) 성온(性溫)

마늘이 식품중에서 인체에 매우 좋은 효능을 나타낸다고 해도 과언이 아니다.

먼저 항균, 항병원체 작용으로 마늘을 상복하면 감기, 전염병의 예방효과가 있다. 그리고 심혈관에 작용하여 혈압을 저하시키고 고지혈증, 동맥경화증에 효과적이고 혈소판응집을 억제하고 혈전을 용해한다.

그 다음으로 항암효과가 있다. 마늘의 알리신(Allicin) 성분이 유방암의 생성을 억제한다. 자궁경부암을 억제하고 자연살해(NK)세포를 증가하여 식도암과 위암의 억제작용을 한다. 복수암에도 유효한데 이는 마늘이 암 세포막 표면에 직접 작용하기 때문이다.

마늘의 디알릴 이황화물이 인체 장암 종양세포를 축소시키고, 암을 유발한 쥐의 종양이 소멸되었다(1988, 펜실베니아 주립대).

마늘에는 게르마늄 성분이 다량 함유되었는데, 이 성분은 강한 항산화작용을 한다. 또한 디알릴설파이드는 주요 항암기능으로 산소를 싫어하는 혐기성인 암세포에 산소의 공급을 증가시킨다.

우리 한국 음식에 마늘이 들어가지 않은 음식이 얼마나 될까? 마늘은 향신료로 으뜸이지만 또한 몸에 이로운 성분이 다량 함유되어 조상들의 지혜가 돋보인다. 마늘 고유의 냄새가 역겨워 좀 꺼리긴 하지만 아시아권에서는 음식 재료로 많이 애용되고 있다. 그 매운 맛이 위장을 자극하여 속이 쓰린 사람은 마늘을 쪄서 만든 흑마늘로 먹으면 맛과 영양을 모두 만족할 수 있다.

그래서 몸이 냉한 사람(소음인)은 마늘이나 흑마늘을 상복하면 어느 음식 보다 건강에 유익하다. 하지만 몸에 열이 많은 사람은 음식에 들어 있는 마늘 정도야 관계없지만 매일 약 삼아 마늘을 먹으면 부담스러울 수 있다. 그저 고기 먹을 때 불판에 구어서 몇 쪽 정도 먹어야 무난하다.

그 주 성분은 알리신(Allicin)으로 항산화작용을 하여 항암 성분으로 거론된다. 그래서 평소에 마늘을 장복하면 체내에 산소를 공급하여 피로회복과 함께 암을 예방할 수 있는 대표적인 식품으로 추천된다. 특히 몸이 차가운 사람은 마늘이 속을 따뜻하게 하고 혈액순환을 돕는다.

히말라야 트레킹을 가면 고산 등산로 중간 산장에 해당하는 롯지(lodge)가 있는데 메뉴판에 갈릭 스프(garlic soup)가 있다. 네팔에도 우리 것과 비슷한 맵지 않은 마늘이 있는데, 짓이긴 마늘을 쌀과 섞어 죽처럼 만든 음식이 갈릭 스프이다. 대개 해발 3,500 m 이상 오르면 두통, 구역질, 현기증, 두근거림 등이 나타나는 고산증에 마늘 스프가 도움이 되어 트레커들이 주로 찾는다. 4, 5천여 미터를 오르면 고산증으로 눈이 풀리고 창백한 얼굴로 서둘러 하산하는 트레커들이 많아 트레킹의 제일 큰 적은 고산증이라 갈릭 스프는 선택이 아닌 필수 메뉴이다. 왜 갈릭 스프가 고산증에 좋을까? 마늘이 가지고 있는 항산화 물질 때문이다. 산소가 희박한 고산을 등산하는데 마늘을 섭취하면 몸에 산소를 공급하는 효과가 있어 도움이 된다. 고소한 맛의 갈릭 스프는 맛과 영양 모두 만족할만한 기능성 식품이라고 할 수 있다.

마늘은 음식이라기 보다 약이라고 해도 무방할 정도로 항산화 물질이 다량 함유되어 장기간 복용하면 건강에 많은 도움이 된다. 그래서 암의 예방과 치유에 식품으로써 그 기능이 탁월하다.

● 강황(薑黃 *Curcuma longa L.*) ●

미고(味苦) 신(辛) 성온(性溫)

커큐민(curcumin)이 주성분으로 음식 카레의 주 원료이다. 주로 치매 예방에 좋다고 알려져 있지만 소염, 이담, 보간(保肝), 소화계통과 혈액과 혈소판 응고를 방지하고 고지혈증을 다스리고 항산화작용을 한다. 치매 예방과 치료에 효과적으로 알려져 있다.

커큐민이 임파암 세포의 생성을 억제하고, 피부암에도 작용한다. 강황이 암의 예방에 도움이 된다는 정보가 있는데 이는 커큐민이 혈액량을 증가시키고 항산화 작용을 하기 때문이다.

강황은 방사선에 의해 손상된 DNA를 복구할 수 있고 위암과, 대장암을 유발하는 박테리아를 억제한다고 보고하고 있다(2002년, 시카고대).

강황은 마늘, 악마의 발톱, 연어기름보다 강력한 항산화작용이 있어 종양의 발생과 증식, 전이를 억제한다. 종양이 진행되면서 스스로 공급하는 신생혈관을 만드는데, 이것을 강황이 억제한다고 발표하였다.

임상적으로 B형 간염 바이러스 증식억제 효과 등을 통한 간암예방 및 치료에 활용한다. 생강목의 다년생 식물로 열대, 아열대 기후에 적합하여 동남아시아 등에서 쉽게 자란다. 뿌리줄기는 강황(薑黃)이라 하고, 덩이뿌리는 울금(鬱金)이라는 맵고 쓴 맛이 강한 황색 약재인데 카레의 향신료로 쓰인다. 원래 카레는 인도 음식인데 주 성분인 커큐민(curcumin)은 여러 실험을 통해 항암효과가 입증되었다. 커큐민은 전립선 환자의 암이 자라는 속도를 늦추는데 도움이 되고, 대장암 세포가 빠르게 사멸되는 과정이 밝혀졌다.

또한 울금의 유효성분인 커큐민은 비타민 D3와 함께 치매 알츠하이머를 개선하는 효능이 있어 많은 질환에 유효하다. 또한 심장 마비 발병 위험을 줄이는 효과가 있다. 미국에서는 커큐민을 알약으로 만들어 판매하고 있어 카레를 자주 먹는 다면 이 또한 암의 예방과 치료에 절대적으로 도움이 되리라 여겨진다. 검증된 성분의 카레이니 1주일에 1~2 차례 맛있는 카레덮밥을 먹는 것도 좋을 것 이다.

강황은 소음인에 적합하지만 다른 보조 식품을 체질에 따라 섞어 요리하면 무방하게 먹을 수 있다. 소음인은 닭 앞 가슴살과 양파를 섞어 요리하면 좋고, 태음인은 쇠고기와 감자를 넣어 요리하고, 소양인은 전복이나 해삼과 토마토를 넣어 먹으면 건강식이 된다. 음식이 하루 세끼 때우는 칼로리만 섭취하는 단순한 먹거리에 그치지 않고 기능식이요 건강식이 된다.

소음인 = 카레 + 닭 앞 가슴살 + 양파 / 태음인 = 카레 + 쇠고기 + 감자 / 소양인 = 카레 + 전복(해삼) + 토마토

그래서 암에 대한 가족력이 있는 사람은 이처럼 조금만 신경을 써도 암의 예방에 도움이 되리라 여겨진다. 낙수 물이 큰 바위를 뚫듯이 며칠에 한번 씩 챙겨 먹은 카레 밥이 생명을 위협하는 무서운 암의 예방에 도움이 된다면 자주 챙겨 먹는 것이 지혜일 것 이다. 하찮은 밥 한 그릇이지만 음식이 건강에 얼마나 큰 몫을 차지하던가.

● 청국장(豆豉) ●

청국장 - 콩을 씻을 때 거품이 생기는 것은 콩의 사포닌 성분 때문이다.

사포닌은 그 종류가 대단히 많고 인삼에도 사포닌 성분이 있다.

콩의 사포닌은 발암을 억제하는 작용이 있으며, 혈액중의 콜레스테롤 수치를 저하시키고 동맥경화를 막는 것으로 알려져 있다.

사포닌과 같은 식이섬유에는 유해성분이 장 점막과 접촉하는 시간을 줄이고 유해성분을 흡착해서 독성을 약하게 하는 작용이 있다.

따라서 음식물 속에 있을 수 있는 발암물질이나 뱃속에서 생긴 발암물질도 희석이 되고 단시간에 배설되기 때문에 대장암에 걸릴 가능성이 낮게 된다.

청국장은 한약명이 표기되지 않아 청국장 전단계인 메주를 문헌으로 고찰해 보자.

메주는 한약명으로 두시(豆豉)라고 하는데 또한 청국장의 끈끈한 실의 주된 구성성분이 polyglutamic acid 인데, 이는 항암물질의 운반에 관여할 뿐만 아니라 그 자체로도 항암능력을 지니는 것으로 알려져 있다.

청국장은 그 원료가 콩이기 때문에 태음인에 적합하지만 대표적인 발효 식품으로 체질에 관계없이 먹어도 무난하다. 조상의 지혜가 담긴 청국장은 숙성이란 세월을 거친 좀 성숙한 음식이다. 무겁고 자극적인 고기류나 튀김, 가공식품이 아니라 자연 재료를 자연 발효한 청국장이니 인체에 여러모로 유익하다.

불가리아에는 요구르트가 있다면 우리 한국에는 청국장이 장수 식품으로 자리하고 있다.

● 배추 김치 ●

배추김치 - 김치의 원료인 배추에 암을 예방하는 기능성 물질이 다량으로 존재하는 것이 다시 한 번 확인됐다. 농촌진흥청은 국내 배추 23품종에 대해 성분분석을 실시한 결과 강력한 항암작용을 하는 것으로 알려진 '글루코시놀레이트' 14종이 함유돼 있는 것을 확인했다고 밝혔다.

배추 성분 분석결과 유방암 억제 효과가 탁월한 '인돌형 글루코시놀레이트' 는 모든 배추 품종에 평균 2.31 mg/g이 있는 것으로 나타났으며 'CR맛' 품종에 가장 많은 4 mg/g이 함유돼 있는 것으로 분석됐다.

또한 광범위한 암 억제 효과를 지닌 '글루코브라시신' 은 일반적으로 브로콜리에 들어있는 0.7 mg/g 보다 많은 평균 0.8 mg/g이 함유돼 있는 것으로 확인됐다.

아울러 암 유발 물질을 제거시키는 전구체로 알려져 있는 '글루코브라시카나

핀', '글루코나핀' 도 각각 평균 1.3 mg/g과 0.9 mg/g이 존재하는 것으로 나타났다.

이와 더불어 23개 배추 품종 중 총 글루코시놀레이트 함량이 가장 많은 품종은 '꼬리' 로 14 mg/g이나 들어 있다(2011. 6.).

김치의 주재료인 배추는 소양인 음식으로 우리는 알게 모르게 건강식을 먹고 있는 것 이다. 특히 숙성된 김치에는 더 많은 성분들이 있을 것으로 여겨진다. 필자는 김장철에 맛있는 배추를 먹으면 속이 불편한 경험이 있다. 배추 속을 골라 볶은 깨를 뿌려 먹으면 그 고소한 맛이 일품인데 몇 쪽 먹고 나면 속이 아리고 신트림이 나온다. 어릴 적에 너무 매운 김치를 먹어서 그런 증상이 나타나는 줄로 알았는데 한의학의 체질을 공부하고서는 체질 때문이라는 것을 알았다. 필자는 태음인이라 날 배추가 속에 부담스러웠던 것 이다. 배추의 성질이 그대로 살아있는 방금 담은 김장김치가 위장에 부담스러웠다.

배추의 성질이 좀 차가운 편이기 때문에 몸이 차가운 체질은 부담스러울 수 있다. 본초강목에 '채소 중에 배추김치를 가장 많이 상식(常食)하나 지나치게 먹으면 냉병(冷病)이 발생하니 따뜻한 성질을 가진 생강(生薑)으로 풀어야 한다' 고 했다. 그래서 김치에는 배추의 차가운 성질을 완화하는 따뜻한 성질의 생강, 마늘, 고춧가루가 들어가 음양(한열)의 조화를 이룬다. 맛을 내기 위해 여러 가지 천연양념이 들어가지만 그래도 주재료는 배추이기에 체질에 따라 먹어야 몸에 유익하다.

그래서 체질에 맞지 않으면 생것 보다 익히거나 쪄서 먹기를 권한다. 우리 식단의 주된 반찬이지만 체질에 맞지 않으면 배추김치 대신 무김치(알타리, 깍뚜기, 생채- 태음인, 부추김치-소음인)를 먹으면 좋다. 그래도 배추김치를 먹어야 하는 경우는 끓이거나 볶아서 배추의 성분을 완화하여 먹어야 한다. 얼마나 불편한 주문인지 모른다. 그런데 조금만 신경쓰면 건강에 도움이 되는 음식 처방이니 권하지 않을 수 없다.

● 율무(薏苡仁 *Coix lachrymajobi L.var*) ●

미감(味甘) 담(淡) 성미한(性微寒)

복수암, 자궁경부암, 복수형 간암에 현저한 억제작용이 있다. coixenolide 성분이 항암작용을 한다. 의이인은 유효한 항종양제이다.

의이인은 이뇨작용과 소화기계통에 작용하여 암으로 인한 부종이나 소화기 암에 유효하다. 체질로는 전형적인 태음인 약으로 몸이 열한 사람에게 더욱 유효하다. 태음인은 평소에 밥 지을때 율무를 조금씩 넣어서 먹으면 암의 예방에 도움이 되리라 여겨진다.

벼과 식물인 율무의 종자를 말하는데 한의원에서는 한약재로 많이 사용하고 가정에서는 율무밥 등으로 식용으로 애용하고 있다. 시장 곡물가게에 콩이나 깨 등과 같이 율무가 시판되어 일반인들은 식용으로 즐겨 먹는다. 율무를 쌀이나 보리를 씻듯이 깨끗하게 하여 다른 곡물과 섞어 밥을 짓거나 볶아 가루를 마련하여 미숫가루처럼 생수나 우유에 타 마시기도 한다. 겨울철에는 율무가루에 꿀이나 설탕을 가미하여 따뜻한 차로 음용해도 좋다. 문헌에 의하면 술을 빚어 먹을 수 있다는 기록이 있다.

요즘은 율무가 피부의 불순물을 제거하고 윤택하게 하여 마사지 팩으로 사용된다. 깨끗한 율무를 가루로 만들어 물이나 꿀에 섞어 마사지 하면 피부가 부드러워지고 탄력이 생긴다. 가정에서 손쉽게 할 수 있는 미용요법에 율무가루가 사용된다.

율무의 종자를 한약명으로 의이인(薏苡仁)이라고 하는데 문헌상으로는 주로 소화기와 호흡기, 비뇨기 질환에 사용하는데 비장을 튼튼하게 하고 폐를 보하며 열을 내리고 습(濕)을 거두는 효능이 있다. 그래서 부종이나 각기 소변이 탁하고 배뇨가 곤란한 경우에 노폐물을 배설하고, 해수나 폐병을 치유하고 만성 위장병이나 궤양을 치유한다.

의이인은 암세포의 성장을 억제하고 상해(傷害)하는 작용이 있다는 보고가 있다. 산증(疝症)에 효능이 있어 주로 소화기(위, 대장)의 암에 작용하는 것으로 사료된다.

태음인 암의 예방과 치료에 꼭 필요한 식품이며 약재로 추천하고 싶다. 그래서 태음인은 평소에 율무밥이나 율무막걸리를 먹으면 종양의 예방에 효과가 있으리라 여겨진다. 밥에 넣어 먹어도 좋지만 평소에 깨끗이 세척하여 약간 볶아 차로 다려 먹어도 좋다. 좀 밋밋한 맛이지만 율무차가 건강차가 될 것 이다.

● 다시마(昆布 *Laminaria japonica Aresch.*) ●

미함(味鹹) 성한(性寒)

다시마는 유방암의 예방 효과가 뛰어나다. 유선(乳腺)에 덩어리가 형성하는 것을 방지하는 효과가 있다. 또한 폐암과 백혈병에도 유효하여 주로 상부 장기에 작용한다. 면역조절제로 작용한다.

맛을 내는 조미료 역할을 하는 다시마에 이런 좋은 성분이 있으니 가까이 하는 것이 좋다.

● 동충하초(冬蟲夏草 *Cordyceps sinensis Sacc.*) ●

미감(味甘) 성온(性溫)

아무래도 동충하초는 중국의 지도자 등소평이 먹고 장수하여 더 유명해진 약재이다. 겨울에는 동물 형태로 있다가 여름에는 식물 형태가 된다는 신비의 약재로 알려졌다. 겨울에는 흙속에서 누에고치처럼 사는데 털이 있고 움직이고 여름이면 흙을 뚫고 올라와 전신이 풀처럼 된다.

대개 중국 사천성, 귀주, 운남, 감숙, 서장(티베트) 등에 주로 분포되어 있는데 하지 전후 눈이 녹지 않을 때 고산에서 채취한다. 이 지역은 중국 내륙 인도, 네팔 쪽 국경지역으로 동충하초가 잘 자라는 기후와 토양의 조건이 맞는 곳 이다. 어느 텔레비전 다큐멘터리에 보니 1 kg이 몇 천 만 원에 거래 되는 귀하고 비싼 약재이다.

동충하초는 어느 효능이 있어 이렇게 귀한 몸으로 귀한 대접을 받을까?

쇠약해진 것을 보양하고 정기를 보충하며, 기침을 멎게 하고 담을 삭이는 효능이 있다.

그래서 크게 효능을 분류하면 첫째 보양의 기능이요, 둘째 호흡기 폐병 등의 치유 기능이 있다. 몸이 허약하여 나타나는 빈혈, 발기부전, 요통, 슬관절통, 만성피로 등에 쓰이고, 폐병으로 인한 기침, 천식, 각혈, 도한증 등에 탁월한 효능을 나타난다.

동충하초는 남성들에게 천연 비아그라이고 기력이 쇠약해서 낳지 않는 폐질환에 특효약으로 쓰여진다. 항산화 작용이 강하여 노화방지는 물론 성기능을 회복하고 질병을 예방하는 효능이 있다.

자연산 밀리타리스 동충하초는 고가이고 구입도 어려워 재배 동충하초를 사용하는데 어느 정도 효능이 있다. 동충하초가 면역력을 증진시키고, 신생혈관 억제 효능이 있어 암의 전이를 억제 하는 효능은 여러 논문을 통해 발표되었다.

암환자에게는 면역력을 증진시키는 효능으로 두루 쓸 수 있고, 특히 폐암에는 직접 항암효과를 기대할 수 있다. 고가인 만큼 가짜가 많아 진품 구입이 필요하다.

폐암과 유방암에는 효과적이나 간암과 백혈병에는 효과가 적다. 특히 폐암과 유방암에는 암혈관 신생 억제효과가 있어 치료와 전이예방에 유효하다.

동충하초의 주된 효능을 정리하면 면역력 증진 작용, 중추신경계, 혈관계통 작용, 혈액계통 작용, 평활근에 영향, 핵산 및 단백질 대사에 영향, 항염 작용, 항균 작용, 항암작용, 호흡기계통의 작용 등이 있다.

임상적으로 주로 폐암의 직접적인 치료를 목적으로 활용하고 또 암환자의 피로 개선 및 면역기능 향상을 목적으로 활용된다.

옛날 선인들이 찾던 무병장수의 약재가 바로 동충하초였다니 그 유효성분 등을 연구할 충분한 가치가 있다. 항암제로 알려진 여러 가지 버섯류에서 제일 효과적인 것으로 알려졌다. 평소에 한약재를 차로 다려 마신다면 이 동충하초가 최고일 것 이다. 한잔의 동충하초 차가 면역력을 증진시켜 항암 효능뿐만이 아니라 질병의 예방에 좋다.

● 상황(桑黃 *Phellinus igniarius Quei.*) ●

미미고(味微苦) 성한(性寒)

10여년전에 항암제로 제일 각광받던 버섯이었다. 아마 그 당시 이 상황버섯을 다려 먹지 않은 암환자가 없을 정도로 유명했고 서울 제기동 경동시장에 이 상황버섯을 사려는 사람들이 붐빌 정도였다. 필자도 주위 암 환자분들의 성화에 못이겨 상황버섯을 구해준적이 여러 차례 있다. 그런데 몇 년간 유행가의 유행처럼 각광받던 상황도 지금은 좀 뒷전으로 밀려 소비가 많지 않은 것 같다.

상황은 버드나무, 자작, 상수리 나무 등의 수간(樹幹)에서 나는데 보통 노란색을 띄지만 오래되면 암회색이나 균열된 흑색을 띈다. 물론 뽕나무에서 자란 상황이 최고급으로 1 Kg에 천만원 이상 호가 한다.

한국 한약재 최고 도매상인 경동시장에 가면 전문 버섯 도매상가들이 즐비하다. 국내 재배 상황에서부터 중국산, 북한산, 국내 자연산 등 종류와 가격이 천차만별이다.

밀리탈리스 상황은 자연산으로 최고급으로 인정하는데 대개 북한산이 많이 유통된다. 국내 깊은 산에서 채취한 상황이 거래되는데 비쌀뿐더러 그 진품여부가 의심스러워 구입에 조심해야 한다.

상황은 버섯 표면에 붙은 노란 분가루에 유효성분이 부착되어 물에 씻지 않고 다려야 한다. 질그릇이나 도자기에 다리지 않고 유리 용기에 다려야 노란 분가루가 달라붙지 않는다. 버섯은 고온에 끓이면 성분이 파괴되어 녹차나 보이차 끓이듯이 끓는 물에 서서히 우려내어 마시고 재탕부터는 약한 불에 끓인다.

여자의 대하증, 자궁출혈, 산후 어혈 등을 치료하고 남자의 현벽(痃癖, 내장의 응어리)를 풀어주는 효능이 있다. 문헌상 징가(癥瘕), 적취(積聚)를 다스린다고 했으니 아무래도 소화기 암에 응용할 수 있어 위암이나 췌장암, 대장암 등에 적용할 수 있다.

임상적으로 위암, 간암의 직접적인 치료 및 항암제가 유발한 소화기 관련 부작용 감소 등을 목적으로 활용한다.

◈ 상황버섯 달이는 방법

1. 노란분에 효능이 있어 물로 씻지 말고 그냥 달인다.
   (달이는 용기는 유리나 법랑, 토기, 도자기 등을 이용하고 스텐레스 등은 피한다)
2. 먼저 물(생수, 미네랄) 2,000cc를 끓이고
3. 끓는 물에 잘게 자른 상황버섯을 50g 넣어 2~3분정도 끓이고 바로 불을 끈다.
4. 식은 다음 유리나, 도자기 등에 담아 냉장 보관한다.
5. 다린 상황은 재탕하여 다시 복용하는데 물 1000cc에 젖은 초탕 상황을 처음부터 넣어 다린다. 물이 끓는 상태에서 불을 줄여(조그맣게 하여)약 1시간 다리고 3탕 역시 재탕과 같이하여 식혀서 용기에 넣는다.
   대개 3탕하면 거의 모든 성분이 추출되고 초탕 재탕 삼탕을 혼합해 복용해도 좋다.

● 목이(木耳)버섯(*Auricularia auricula Underw.*) ●

미감(味甘) 성평(性平)

활엽수 고목에서 자라는데 상황버섯처럼 오래된 뽕나무에서 자란 것이 상품(桑樹上良)이다.

면역력을 증진시켜주고 혈액에 작용 혈전, 혈소판응집을 다스린다. 그래서 피를 맑게 하여 혈액순환을 돕고 동맥경화증을 예방한다. 항궤양효과로 소화성궤양에 유효하다.

항암효과로는 복수암에 효과적이고 골수를 증가시키는 효과가 있다.

● 영지(靈芝)버섯(*Ganoderma lucidum Karst*) ●

버섯이 몸에 이롭다고 하여 찾은 것이 아마 영지가 1순위 였을 것 이다. 주위에서 구하기 쉽고 효능이 좋아 많이 음용한 버섯이 영지이다. 우리나라 인근 산에서도 쉽게 발견되는데 주로 상수리 등 참나무나 활엽수의 뿌리에서 자라는데 가을에 채취한 것이 좋다.

신농본초경을 인용해 보자. 귀가 울리는 증세(耳聾)을 다스리고, 관절과 근골을 좋게하고, 정신을 보양하고, 정기(精氣)를 도우며, 안색을 좋게 한다고 하였다.

본초강목에는 허로를 다스린다고 하였다(療虛勞).

이상과 같이 영지는 주로 허약한 심신을 다스리고 운동기 질환을 강화하여 주로 치료약이기 보다 몸을 보하는 보약의 효능이 있다.

그래서 암 환자의 경우 면역력을 증진시켜 암을 극복하는데 도움이 되는 것으로 여겨진다. 그래서 영지가 암을 살벌하는 치료제로서 사용하기는 약하지만 보조 치료제 등으로 차로 다려 마시거나 알약 등으로 제조하여 먹으면 도움이 된다. 특히 암이 발생하기 전에 평소에 상복하면 암의 발생을 억제하는 작용이 있어 평소에 상용 음복하면 좋다.

영지버섯은 순환계에 작용하여 심장수축력을 강화시키고 관상동맥의 혈액량을 증가시키고 부정맥을 호전시키고 소실시키는 작용이 있다. 이런 영지의 순환계에 대한 효능으로 항산화작용이 있어 산소를 싫어하는 혐기성인 암의 발생과 생장을 억제 할 수 있다.

임상적으로 면역 기능 강화 및 간담도 및 췌장의 암종을 치료하는 목적으로 활용된다. 또한 인공적으로 배양된 영지로 화학적, 약물, 만성 병후 등으로 발생한 백혈구 감소증에 현저히 호전된 임상 보고는 시사하는 바가 매우 크다. 그래서 영지 버섯이 백혈병에 유효한 효능이 나타나는 것으로 밝혀져 더 많은 연구가 진행되어야 할 것 같다.

● 운지버섯(雲芝 *Coriolus versicola Quel.*) ●

미감(味甘) 담(淡) 성미한(性微寒)

이름이 멋있다. 구름같은 버섯(芝)이라 했으니 가히 한시를 읽는 느낌이다. 활엽수 고목에서 자란 버섯의 형태를 보고 지은 이름일 것이다. 등산하다 보면 산에서 쉽게 발견되는 운지버섯은 나무에서 기생하여 매우 깨끗하다. 운지를 다려보면 향도 색도 나타나지 않아 매우 담백하다. 말없는 어느 선비처럼 묵묵부답이다. 하지만 그 내면에는 많은 효능이 내포되고 있다. 맛과 색이 없다고 효과가 없는 것은 아니다. 말이 없다고 생각까지 없는 것은 아니다. 밋밋한 운지버섯을 보면 그런 생각이 든다.

운지의 면역기능이 항암작용과 밀접한 관계가 있다. 운지 배당체가 백혈병과 유방암을 억제하고 폐암, 직장암, 간암, 위암 등에 현저한 억제작용이 밝혀졌다. 그 중에 백혈병에 특히 면역력 증진 작용이 강하다.

거의 부작용이 없는 운지버섯은 면역기능 강화와 항암효과를 가지고 있고, 위암, 대장암에서 보조제로 사용할 경우 환자의 생존율을 향상시킨다.

● 차가버섯(合樹菌, *Inonotus cuticularis*) ●

미감(味甘) 성평(性平)

어느 신문에 보니 암 전문 치료하는 요양 병원에서 이 차가버섯으로 암을 치료한다는 광고를 내었다. 차가버섯이 암에는 명약이며 영약이라는 광고였다. 그러면 얼마나 좋겠는가.

주로 러시아 고산지대에서 자라는 자작나무에 서식하는 차가버섯이 유명하다. 기운을 순환하고, 정신을 돋구고, 중풍 등을 풀고, 종양을 억제하는 효능이 있다.

● 누루궁뎅이버섯 (猴頭菌, *Hericium erinaceus*) ●

미감(味甘) 성평(性平)

요즘 제일 각광받는 항암 효능이 있는 버섯이다. 우리나라에서는 노루 궁뎅이 털 모양과 비슷하여 '노루 궁뎅이 버섯' 이라고 하고, 중국에서는 원숭이의 머리 모양과 비슷하여 '후두고' 라고 불리고, 일본에서는 수도승 승복의 장식과 비슷하여 '야마부시 다케' 라고 한다. 요리할 때 식욕을 촉진하는 식용버섯으로 중국에서는 오래 전부터 식용과 약용으로 쓰이고 있고 우리나라에서도 농가에서 다량 재배 생산하고 있다.

이 버섯은 자연살해 세포(NK Cell)를 활성화하는 효능이 있는 것으로 밝혀졌다. 후두고 자연살해 세포를 증진시켜 암의 생성과 전이를 억제하는 효과가 있다.

후두고는 면역 기능을 증강시켜 항암효과를 나타나는데 특히 간암에 효능이 있는 것으로 보고되었다.

후두고는 항암작용 이외에 항궤양효과로 소화성 궤양을 다스리고, 혈당 강하작용으로 당뇨병에 유익하고, 다당 기능을 증가하여 노화방지에 도움이 된다.

● 맥반석(麥飯石) ●

광물성도 한약재에 포함되어 건축자재나 불판에 사용하는 맥반석이 약용으로 이용된다.

유방암 세포를 억제하여 생명을 연장하는 효능이 있고, 대장암 발생율을 현저히 감소한다. 자연살해 새포(NK cell)를 증진하여 항암 효능이 있는 것으로 알려졌다.

곱게 갈아 다려서 복용하기도 하지만 맥반석으로 만든 온탕에서 목욕을 해도 좋은 것 같다. 맥반석에서 나오는 이산화 규소(SiO2)가 항산화작용을 한다.

● 노루털버섯(翅鱗肉齒菌 *Sarcodon imbricatus Karst*) ●

미감(味甘) 성평(性平)

항암효과가 있는데 주로 위암과, 간암을 다스린다.

비교 능이버섯(*Sarcodon aspratus S. Ito*)

나팔꽃과 같은 깔대기가 펴진 모양을 하고 어릴 때는 연한 다갈색이 점차 진하게 변하다가 마르면 검은색으로 변한다. 1능이, 2 송이, 3 표고 라는 말이 있듯이 능이는 아주 귀한 버섯으로 알려져 있다. 그래서 항암효능이 있는 것으로 전해지는데 노루털버섯과 같은 담자균류 노루털버섯속(屬)이기에 같은 효능이 있는 것으로 사료된다. 그래서 평소에 능이버섯을 식용으로 자주 먹으면 암의 발생을 억제할 수 있다. 향이 좋아 향버섯이라고도 하는 능이버섯은 맛과 영양, 그리고 항암효과가 있어 매우 고급스런 버섯이다. 기능식, 영양식, 건강식이다.

* 그 동안 버섯은 항암제로 그 효능이 입증되었다기 보다는 민간요법으로 보조 치료로 활용하는 정도였다. 물론 항암 효능이 있는 버섯을 꾸준히 복용하면 암을 극복하는데 도움이 된다. 하지만 말기암 환자의 경우 버섯으로 치료된 사례는 그리 많

지 않다. 버섯물 좀 먹으면서 암을 치료할 생각은 버려야한다. 잘못된 의학 상식으로 치료시기를 놓쳐 하나 뿐인 생명을 잃을 수 있다. 버섯이 항암효과가 있는 것으로 규명되었지만 버섯 단일 약재로는 암을 살멸하기에는 그 효능이 약한 것으로 여겨진다. 그래서 버섯은 보조 치료로 활용하는 것이 바람직하다.

버섯은 평소에 차로 상복하면 암의 생성을 억제하는 효능이 있을 것 이고, 암환자의 경우는 재발 방지에 도움이 될 수 있다. 버섯은 체내 산소 공급원으로 암의 생성과 전이를 예방하는 효능이 있는 것으로 사료된다. 암의 예방과 치료에는 여러 가지 방법이 있다. 이 여러 가지 방법에 버섯이 활용되어야 한다. 버섯 한가지로만 치료할 수 있다고 고집하면 매우 옹색하다. 또한 버섯이 암의 발생과 치유에 많은 도움이 되는 것은 간과해서는 안된다. 암의 치료에 있어 가장 중요시 되는 요법이 면역인데, 이 면역력을 높이는데 버섯이 중요한 역할을 하기 때문이다.

● 저령(豬苓 *Polyporus umbellatus Fr.*) ●

미감(味甘) 담(淡) 성평(性平)

저령은 대표적인 이뇨제이면서 면역력을 촉진하고 항암효과를 나타낸다.

자궁경부암과 간암에 효과적이지만 백혈병에는 효과가 없는 것으로 밝혀졌다.

일본에서도 저령 다당체가 항암효과가 있는 것으로 보고하고 있다.

폐암에도 효과적인데 3개월 치료하여 62.5%가 증상이 개선되었다. 3, 4기 원발성 폐암 환자가 50% 생존하는데 12.5개월이 걸렸다.

● 복령(茯苓 *Poria cocos Wolf*) ●

미감(味甘) 담(淡) 성평(性平)

한방에서 기(氣)를 보하는 효능이니 면역력을 증진시키는 보약이다. 소나무를 자르면 소나무의 송진이 뿌리로 내리고, 그 뿌리에서 균이 기생하여 번식한 균핵(菌核)이 복령인데 참으로 오묘한 효과가 있다. 한의원에서 감초만큼 많이 사용하는 약재인데 이뇨작용과 위궤양과 간손상 예방효과가 있다. 인후암과 위암에 항암효과가 있고 자궁경부암의 폐 전이를 억제한다.

● 관중(貫衆, *Dryopteris crassirhizoma Nakai*) ●

미고삽(味苦澁) 성미한(性微寒) 소독(小毒)

양치식물 고사리목 여러해살이 식물로 그 뿌리를 약재로 사용한다. 한방에서는 대개 지혈제, 구충제, 그리고 해열 해독제로 사용한다. 폐암, 유방암, 백혈병의 복수에 효과적인데 간암의 복수에는 효과를 나타내지 못한다. 관중은 항암효과와 이뇨작용이 있는 것으로 알려졌다.

● 송화(松花, *Pinus massoniana Lamb*) ●

미감(味甘) 성온(性溫)

소나무의 개화기인 5~6월에 날리는 송화분(松花粉)을 말한다. 박목월님의 '송화가루 날리는 외딴 봉우리...' 그 송화가루를 약용으로 사용한다. 송화가루를 생으로 먹지 않고 다려서 1회 3~ 9g 복용한다.

송화가루에 항암효능이 있어 암을 다스리고 예방한다. 그 성질이 따뜻하지만 속에 열이 있는 사람은 신중히 복용해야한다. 소나무는 옛날 동양화 그림에 자주 등장하는데 선비의 절개를 상징하고 무병장수 십장생이기 때문이란다. 그래서 소나무는 고급 수종이면서 우리와 친근한 관계를 유지했다. 선비나 선승들이 채식할 때 빠트리지 않는 재료가 바로 솔잎인 것만 보아도 소나무는 우리에게 정서적이면서 건강을 챙겨주는 나무이다. 송화가루를 맑은 물에 다려 상복하면 산의 기운과 함께 맑은 산소를 흡입하는 효과가 있을 것 이다.

송화가루에 종양을 억제하는 성분이 있다. 따뜻한 성질이 있어 속이 더운 체질은 신중히 복용해야 한다.

● 삼첨삼(三尖杉, *Cephalolotaxus fortunei Hook. f*) ●

미고(味苦) 삽(澁),성한(性寒) 유독(有毒)

삼첨삼과 식물의 줄기와 잎을 사용한다. 이 약재는 다른 효능은 없고 주로 항암효과만 나타난다. 임파선암, 폐암, 백혈병에 유효하고 위암, 식도암, 직장암 등에도 효과적이다.

식욕부진 오심 구토 등 부작용이 나타날 수 있다.

● 비자나무(榧子木, *Cephalotaxus hainanensis Li*) ●

미고(味苦) 삽(澁) 성한(性寒)

삼천삼과식물인 비자의 가지(枝)와 껍질(皮)을 약용한다.

주목과 비슷한 참빗 모양 줄기에 나란히 잎을 달고 따뜻한 남쪽에 자라는 상록수이다. 비자나무 한 잎의 수명이 6~7년으로 수 많은 잎들이 시간 차이를 두고 낡은 잎을 떨구고 새 잎은 달기 때문에 항상 푸른 나무로 보인다. 그래서 그 푸른 기개가 좋아서 옛날 선비들은 뒤뜰에 비자나무를 심고, 그 신선하고 강직한 기운을 즐겼다. 고산 윤선도의 고택 녹우당 뒤뜰에 있는 비자림은 선비를 상징하는 대표적인 숲으로 알려져 있다. 바람이 불면 비자나무가 소리를 내는데 마치 비가 내리는 것 같아 녹우(綠雨)라 표현하였다니 은둔의 미학이 있다.

원래 비자나무 열매(榧子仁)는 대표적인 구충제이다.

비자목은 주로 임파선암과 백혈병에 유효하고 면역기능이 있어 항암제로 사용된다.

● 비자잎(粗榧枝葉) ●

항암효능이 있는데 백혈병과 임파선암에 유효하다.

● 추과(核桃楸果, *Juglans mandshurica Maxim.*) ●

미신(味辛) 미고(微苦) 성평(性平) 유독(有毒)

호도(胡桃)과 식물의 미성숙 과실과 껍질을 사용한다.

일반적으로 잣, 땅콩 등 건과류와 함께 치매 예방에 좋다고 하여 먹는 호도가 항암 효능을 나타낸다. 고소한 맛과 건강을 위해 간식으로 먹는 호도 기름이 항암 효과가 있다.

식도암 환자 120사람에게 호도를 술에 담가 매일 3차례 10~20cc씩 복용시켰더니 초기 환자 50례, 중기 환자 40례, 말기환자 6례, 수술후 6례에서 53%의 치료율을 나타냈다. 대부분 환자에서 복용 2개월 후부터 증상이 개선되어 식욕이 개선되고 통증이 완화되고 진정되었다. 면역력을 증진시키고 암의 전이를 억제되는 효과가 나타났다.

호도는 맛이 시고 약간 쓰고, 그 성질은 평범하여 복통이나 피부 소양증(가려움증)에 쓰여 위 십이지장궤양이나 위장병 등을 다스려 소화기 암에 활용할 수 있고 간암의 복수와 유방암에 적용된다.

이제 호도는 치매에 도움이 될 뿐만이 아니라 암의 생성과 전이를 억제하는 효능이 있어 더욱 가까이 해야 하는 식품이면서 약재로 인정해야 한다. 평소에 간식으로 1~2개(10~30 g) 정도 먹거나, 조금씩 기름을 내어 음식에 섞어 먹거나, 술을 담가 반주로 한잔씩 먹어도 좋을 것 같다.

● 추피(楸皮) ●

호두나무 열매 껍질은 호도수피(胡桃樹皮)이며, 가래나무 껍질은 핵도추피(核桃楸皮)이다.

호두나무 껍질을 약용으로 사용한다. 호두나무 파란 껍질에 함유된 주글론(Juglone)이 항암작용을 한다. 주글론은 벌레 등의 침입을 막고 자신을 보호하기 위해 뿜어내는 물질이다.

● 호도인(胡桃仁) ●

호도에 함유된 엘라그산(Ellagic acid)이 항산화작용을 하여 항암효과를 나타낸다.

식용으로 먹는 껍질을 깐 호도를 말한다. 동물실험으로 간암 복수에 95% 생명연장의 효과가 있는 것으로 알려졌다. 자궁경부암, 유방암, 췌장암, 피부암, 대장암, 식도암, 전립선암 세포의 분열을 정지 억제한다.

호두나무가 항암효과가 있는데, 첫째 껍질을 까지 않은 호도를 주로 사용하고, 껍질을 제거한 간식거리 호도, 그리고 나무껍질과 잎 까지 약용으로 사용할 수 있다. 버릴 것이 없는 호도나무이다.

● 무화과(無花果, *Ficus carica L.*) ●

미감(味甘), 성평(性平)

오래 전부터 무화과는 백혈병 치료제라고 알려져 왔다.

항종양효과로 동물 실험에서 복수암, 육종암, 간암, 폐암에 각 54%, 42%, 44%, 49% 암 억제율이 있는 것으로 보고되었다.

또한 면역기능으로 암환자에게 무화과를 복용시켰더니 면역기능이 현저하게 증강되었다. 특히 소화기계통의 암에서 면역력 증진 수치가 높게 나타났다. 그래서 식도암, 위암, 대장암에 적용된다.

● 겨우살이(槲寄生, *Viscum album var.*) ●

미고감(味苦甘), 성평(性平)

상기생과 식물의 상기생(桑寄生), 곡기생(槲寄生)의 가지와 잎을 약용으로 사용한다. 다른 나무의 가지 하나를 점령하여 살아가는 겨우살이는 그 나무의 양분을 가로채어 먹고 사는 기생식물이다. 겨우살이로 알려진 기생식물인데 참나무, 뽕나무, 팽나무, 밤나무, 자작나무, 버드나무, 단풍나무 등에 기생한다. 겨우살이는 오래 전부터 항암효과가 있다고 하여 민간요법으로 널리 알려진 약재이다. 가지 새순의 황록색 잎이 많은 것이 좋은 것이다.

폐암과 백혈병의 억제 효능이 있다. 특히 동물실험에서 폐암과 전이암에 효과가 나타나는 것으로 밝혀졌다.

그래서 겨우살이는 폐암치료로 알려졌는데 평소에 차로 마시면 좋다. 약성이 강하지 않지만 장기간 복용하려면 깨끗한 겨우살이를 살짝 찐 후에 건조하여 보관했다가 차로 끓여 마시면 좋다. 하루에 10~15 g을 다려 수시로 차로 마시거나, 환약이나 가루로 복용하거나 술에 담가 음용해도 좋다.

겨우살이에서 추출한 '미슬토주사'는 항종양효과가 입증되어 임상가에서 널리 사용되고 있다.

겨우살이는 항암효과 뿐만이 아니라 심혈관계통에 작용하여 고혈압환자의 혈압을 강하시키는 효능이 있고, 혈소판이 응집되는 것을 방지하여 혈액순환을 돕는다.

이처럼 겨우살이는 만성 난치성 질환뿐만 아니라 항산화작용으로 일반인들이 평소에 복용하면 건강에 유익하리라 여겨진다.

● 금교맥(金蕎麥, *Fagopyrum dibotrys Hara*) ●

미산고(味酸苦), 성한(性寒)

적지리(赤地利)라고도 하는데 근경을 약용으로 한다.

폐암과 자궁경부암의 현저한 억제작용이 있다. 또한 포도상구균이나 폐염 연쇄상구균 대장균 등에 항균 작용이 있다. 청열 해독작용으로 인후염, 후두염, 장염, 이질, 타박상 등에도 사용한다.

몸이 차가운 체질보다 더운 사람에게 더 유효하다.

● 호장근(虎杖根, *Polygonum cuspitatum Sieb. et Zucc*) ●

미고산(味苦酸), 성미한(性微寒)

혈압강하작용, 고지혈증강하작용, 혈액순환작용을 돕는다. 호흡기에 작용 해수, 천식에 유효하다. 항종양효과로 유방암, 간암에 사용하는데 30% 이상 최고 52%의 암 억제율이 나타난다.

● 대황(大黃, *Radix et Rhizoma Rhei*) ●

미고(味苦), 성한(性寒)

대황은 원래 대표적인 변비치료제이다. 소화기계통에 좋고 이담효과, 보간(保肝)작용, 항위십이지장궤양, 장평활근작용과 병원미생물에 작용 항균작용이 매우 강하며, 이뇨작용이 있다. 뭉친 적취를 풀고 소화기 가스를 풀고 몸의 열을 다스리는 효능이 있고 면역력을 증진시키는 작용이 있어 항암효과가 있다. 주로 위암이나 대장암에 효과적이며 뭉친 암덩어리를 풀어주는 효과가 있다. 암으로 인한 복수에 사용하고 유방암에도 좋은 반응을 보인다. 체질로는 몸이 차가운 사람은 피해야 하고 몸이 더웁고 실한 사람에게 좋은 효과를 나타낸다. 몸이 냉하고 허약한 체질은 금해야 한다.

임상적으로 간암, 담낭암, 대장암 등의 치료 목적으로 활용되고 또한 황달 증상을 완화 시킬 목적으로 활용한다.

대황은 고산식물로 높은 산간에서 재배한 것이 효과가 좋은데 맛이 쓰고 차가운 성질을 좀 완화하기 위해 좋은 막걸리를 사용하여 찌는 주증(酒蒸) 가공과정을 거쳐야 한다.

● 상육(商陸, *Phytolacca acinosa Roxb.*) ●

미고(味苦) 성한(性寒) 유독(有毒)

면역기능을 증진시키며 항염, 항균작용을 한다. 부종에 이뇨작용이 강하다. 징가(癥瘕) 현벽(痃癖)에 효과적이니 항암제로 사용하는데 소염 이뇨작용이 강해 신장 방광에 적용할 수 있다.

● 후박(厚朴 *Magnolia officinalis Redh.et Wils*) ●

미고(味苦) 신(辛) 성온(性溫)

후박나무는 따뜻한 남쪽 지방에 내려가면 만날 수 있는 잎이 넓은 상록수이다. 후박나무의 껍질을 사용하는데 줄기와 뿌리의 껍질도 약용으로 쓰인다.

후박은 주로 소화기에 작용하여 항궤양효과가 있다.

magnolol, honokiol성분이 항암작용을 하는데 특히 피부암의 억제작용이 강하다.

● 오미자(五味子, *Schisandra sphenanthera Raill*) ●

미산(味酸) 성온(性溫)

다섯 가지 맛이 난다고 해서 오미자라 하는데 특히 신맛이 매우 강하다. 오미자차는 약차(藥茶)라고도 하는데 색깔이 참으로 오묘하고, 그윽한 신맛 또한 입맛을 댕기는 우리 고유의 전통차이다.

오미자는 호흡기기능을 강화시키는 대표적인 약재이지만 여러 가지 성분이 함유되어 있다. 감기 자주 걸리는 사람이나 성대 보호하는 기능으로 판소리, 성악하는 분들이 자주 마시면 좋다. 신맛이 강하여 요령껏 다려 마셔야 한다.

원래 호흡기계에 약효가 나타나니 폐암에 사용하고, 보음(補陰)의 기능으로 간암에 유효하다. 폐암과 간암에 확실한 억제 작용이 있는 것으로 알려졌다.

숙지황이 아래에 작용하고, 인삼이 가운데에 작용하는데, 오미자는 위쪽에 작용한다. 그래서 폐, 간의 면역력을 증진시키는 효과가 있어 항암효과를 나타낸다. 암을 이길 수 있는 면역력을 키우니 암의 예방과 치유에 효과적이다.

● 백질려(白蒺藜 *Atriplex sibirica L.*) ●

미고(味苦) 성평(性平)

남가새의 열매를 약용하는데 눈을 맑게 하고 간을 보호하는 효능이 있다. 종양을 푸는 효능이 있어 간암 억제 작용을 한다.

● 육두구(肉荳蔻, *Myristica fragrans Houtt.*) ●

미신(味辛) 미고(味苦) 성온(性溫)

위, 대장 질환에 사용하는데 주로 장염이나 과민성대장증후군의 설사 등에 효과가 좋다. 소화기 평활근을 수축시키고 대장 연동운동을 촉진한다. 그래서 위와 대장암인 소화기 암에 쓸 수 있다. 소화기에 막힌 기(氣)를 풀어주고 대장 기능을 강하게 해준다.

또한 자궁경부암에 21.4% 효능이 있고 대조군에 비해 73.9% 억제효과가 확실하다는 보고가 있다.

과다 복용하면 어지럼증이 발생할 수 있어 소량 복용해야 한다.

● 육계(肉桂, *Cinnamomum cassia Prel*) ●

미신(味辛) 감(甘) 성열(性熱)

계피나무의 두터운 껍질로 식혜 담글 때 사용하는 육계나무의 껍질인 계피와는 좀 다르다. 계피나무의 어린 가지를 약용하는 계지(桂枝)는 감기 걸린데 해열작용을 하지만 육계는 건위 강장제이며 몸을 온(溫)하게 해주는데 주로 사용한다.

육계는 건위 소화제로 위장에 완화적인 자극을 주어 타액과 위액분비를 촉진하여 소화기능을 증진하여 항궤양 효능으로 위 십이지장 궤양에 사용한다. 또한 면역기능과 항체형성 강장효과가 있다.

또한 육계는 신장 기능을 회복시키는 효능으로 단백뇨와 신성 고혈압 등을 치료하고 손상된 신장조직을 회복시킨다. 이뇨작용을 증진시키려면 이뇨제에 육계를 소량 첨가하여 사용하면 많은 효과를 볼 수 있다.

육계는 종양발생을 강력히 억제하는 효과가 있는 것으로 알려졌다. 몸이 냉하고 허약체질의 위, 대장암이나 신장암에 응용할 수 있다. 몸을 따뜻하게 하고 면역력을 키워줘 암의 예방과 치료에 유효하다. 평소에 따뜻한 '육계차' 한잔이 건강에 이로울 것 이다. 육계차를 마시면 몸이 훈훈해지고 속이 편안해 지는 것은 육계가 매우 온(溫)한 성질을 가지기 때문이다. 이런 따뜻한 기운이 암을 예방하고 억제하는 효과가 있는 것으로 알려져 있다.

수령 10년 이상의 육계나무를 가을에 껍질을 벗겨 채취한 육계가 최상품으로 효과가 좋다.

● 천오(川烏, *Aconitum carmichaeli Debx.*) ●

미신(味辛), 고(苦), 성열(性熱), 대독(大毒)

천오, 천웅, 부자는 같은 식물인데 그 형태에 따라 달리 불리고 그 효능이 조금씩 다르다. 모량(毛良)과 식물의 자근에 해당하는 측근(側根)은 부자이고, 모근(母根)이 바로 천오이고 기다란(細長) 것이 천웅이다.

이 세가지 모두 한약에서 그 독성이 가장 강한 것으로 알려져 있다. 그래서 옛날 범법자나 배반자들에게 극형이 내려지면 이 부자를 달려 먹여 사형에 처했다고 한다. 뜨거운 방에 가두고 달인 뜨거운 부자를 한사발 먹이면 피를 토하고 죽는 장면은 가끔 사극에 등장한다. 그 만큼 부자는 독성에 매우 강한 약재인데, 잘 쓰면 약이 된다. 가공과정(法製)을 거쳐 독성을 제거하면 몸에 유익한 약재가 된다. 악(惡)이 악을 다스리는 이치이니 참으로 오묘한 자연섭리이다. 사람을 죽일 수도 살릴 수도 있으니 그 성분이 강하다. 그래서 신중하게 전문가의 처방을 받아야 한다. 일반인이 함부로 쓰다가는 치유는 커녕 큰 병을 얻을 수 있기 때문이다.

동물실험에서 간암에는 47~57%, 위암에는 26~46% 확실한 억제와 살상 효과가 있는 것으로 밝혀졌다. 임상에서는 위암, 간암, 식도암 환자에서 생존율이 연장되었고, 증상이 호전되었고, 암으로 인한 통증에 확실한 진통효과를 나타낸다. 천오의 강한 열(熱)한 성미가 열을 싫어하는 암세포를 억제하고 살상시키는 효능이 있는 것 이다.

평소에 몸이 냉하고 소화기가 약해 평생 소화불량으로 고생한 사람이 중병에 걸리면 이 천오를 사용해 봄직하다. 몸을 따뜻하게 하고 소화기능을 강하게 도와주어 면역력을 증진 시킨다. 참으로 좋은 약재이지만 신중하게 사용해야 한다. 반드시 전문 한의사의 처방과 상담을 받아야 한다.

● 순채(蒓菜, *Brasenia schreberi J.F. Gmel*) ●

미감(味甘), 성한(性寒)

연못에서 자라는 수련과식물 수련의 잎(莖葉)을 약용으로 사용한다. 그 약성이 차가워 소화기가 약하고 냉한 사람은 신중히 사용해야 한다.

이 순채는 스님들이 수행할 때 심신을 맑게 할 때 주로 먹는 사찰음식 메뉴이다.

위궤양과 피부암의 열독을 억제하는 인자가 있다. 순채의 끈적이는 점액질이 일정한 항암효과가 있는 것으로 알려져 있다.

● 적작약(赤芍藥, *Paeonia lactiflora Pall*) ●

미고(味苦) 성미한(性微寒)

적작약은 항혈전작용과 항혈소판응집작용, 그리고 고지혈증과 고콜레스테롤 강하작용이 강하다. 그래서 혈액암인 백혈병에 뚜렷한 작용이 있다. 혈액속의 나쁜 물질을 없애주고 풀어주어 한의학에서는 어혈을 제거하는 품질 좋은 약재로 사용하고 있다. 백혈병은 나쁜 피 때문에 생겼다고 판단하여 적작약을 사용하는데 뚜렷한 효과가 있는 것으로 보고되고 있다.

백혈병 이외에 폐암으로 전이를 억제하는 효과가 있고 간의 기능을 보호한다.

● 다래(彌猴挑, *Actinidia chinensis Planch.*) ●

미산(味酸) 감(甘) 성한(性寒)

따뜻한 기후와 습한 토양에서 자라는 다래를 한약명으로 미후도라 하는데 9월 중순 부터 수확하여 우리나라 추석 때 상큼한 맛을 즐길 수 있다. 학명 악티니디아는 그리스어 악티스에서 유래되어 암술이 방사상 모양이라 이름 붙어졌단다.

다래 과즙에 포함된 단백질 분해 효소가 인체 영양을 강하게 하는데, 이 기능이 항암작용과 유관하다.

다래는 어르신이 먹으면 단백질 합성을 촉진하여 노화를 억제하는 효능이 있는데 생다래는 차가운 성미가 있어 쪄서 고(膏)를 내어 먹어야한다. 다래뿐만 아니라 다래 뿌리 역시 항암효과가 있어 간암 복수에 효과가 있고 백혈병에도 사용할 수 있다.

그래서 다래는 입맛을 즐겁게 하면서 질병의 예방과 노화를 방지하는 매우 고급 과일이다. 하루 섭취량이 30~60g 정도이니 4~5개 먹으면 좋다.

항암효능과 함께 식욕이 없거나 소화불량에도 좋고 신경성으로 열이 오르는 상기증과 당뇨병환자의 혈당도 떨어트린다.

● 차엽(茶葉, *Camellia sinensis O. Kuntze*) ●

차나무과 관목의 어린잎을 말한다.

완당 김정희 선생님이 초의선사에게 써주었다고 알려진 '茗禪' 의 명(茗)이 바로 차엽이다. 중국에는 여러 종류의 차가 있겠지만 우리나라의 녹차도 차엽의 일종이다.

원래 녹차에는 여러 가지 좋은 성분들이 함유되어 있어 단순한 기호식품인 차

뿐만이 아니나라 한약재로도 그 효능이 다양하다.

여러 종류의 암에 항암효과가 있다. 위암과 간암세포를 직접 살상하는 효과가 있고, 백혈병, 피부암에도 효능이 있다.

이렇게 좋은 효능과 성분이 함유되어 있어도 좀 부담스러운 사람이 있다. 소화기가 차갑고 약한 사람, 불면증이 있는 사람, 변비가 있는 사람 등은 피해야 한다. 녹차를 마시면 속이 아리고 몸이 늘어지면 체질에 맞지 않으니 피해야한다. 아무리 좋은 약이라도 자신의 체질에 맞아야 한다.

체질에 맞다면 차 한 잔으로 여유와 관조, 그리고 건강까지 챙길 수 있다. 참으로 멋진 차문화이다.

● 등황(藤黃, *Garcinia hanburyi Hook. f.*) ●

미산(味酸) 삽(澁) 성량(性凉), 유독(有毒)

캄보디아, 인도, 태국, 베트남 산지로 우리나라에서는 주로 유통되지 않는 약재이다.

등황은 선택적인 항암작용이 있어 간암과 자궁경부암에 현저한 억제와 살상 작용을 한다. 등황의 항암작용은 암세포의 DNA합성을 억제하는 기전이 밝혀졌다.

독성이 있어 가공과정을 거쳐 사용하면 좋은 효과를 나타낸다. 등황의 독성이 능히 독소(암)를 공격한다고 하였으니 연구할 가치가 있다.

● 애기똥풀(白屈菜, *Chelidonium majus L.*) ●

미고(味苦) 성량(性凉) 유독(有毒)

5월경 따뜻한 봄볕을 보고 들과 산 초입에 핀 애기똥풀의 노란 꽃이 참 곱고 귀엽다. 건강한 어린아이 대변색 같다고 하여 애기똥풀이라고 하는데 한약명으로는 백굴채라고 한다. 그 전초(全草)를 사용하는데 뿌리, 줄기, 꽃 까지 말려 약용으로 사용한다.

옛날에 배 아프고 설사하면 이 애기똥풀을 다려 먹으면 바로 고통이 사라졌다. 요즘 병명인 장염에 소염, 살균작용을 한 것 이다. 시골에서 뱀이나 벌레에 물리면 이 애기똥풀을 찧어 환부에 발랐다. 이처럼 애기똥풀은 민간 단방약으로 사용했던 매우 친근한 약재이다.

식도암에 유효하여 동물실험에 의하면 50% 암세포를 살상한다. 암환자에게 면역력을 증진 시키는 효능이 있다.

이외에 호흡기질환에 유효한데 진해, 거담, 천식치료에 사용한다.

● 황련(黃蓮, *Coptis chinensis Fr.*) ●

미고(味苦) 성량(性凉)

항종양효과가 탁월한데 복수형과 중추신경성 암에 현저한 억제작용이 있다.

임상적으로 간암, 폐암 등의 직접적인 치료 목적으로 사용된다.

● 앵속(罌粟, *Papaver somniferum L.*) ●

미감(味甘) 성평(性平)

papaverin, morphine, narcotine 등 마약성분이 함유된 앵속과 식물의 종자를 약용으로 사용한다.

반위(反胃)를 치료한다고 했으니 위암환자가 식욕을 잃은 경우에 쓰는데 소화기가 차가운 사람은 신중하게 사용한다. 물론 요즘은 마약에 속해 유통되지 않지만 그 효능은 탁월하다. 옛날에 위경련, 복통, 설사, 이질 등 급성 소화기 질환에 사용하여 매우 강한 작용을 한다.

● 와송(瓦松, *Orostachys japonica Berger*) ●

미감(味甘) 성평(性平)

'기와에 핀 소나무' 라고 하였으니 이름이 참으로 시적(詩的)이다.

한 동안 암을 치유하는 효능이 있는 것으로 알려져 전국의 기와위에 난 와송이 바닥이 난 적이 있었다. 그 성미가 조금 서늘해(凉) 코피, 토혈, 변혈 등의 지혈제로 이용되고, 청열 해독 작용을 한다. 치질 종기 습진 화상 상처 등에 효능이 있어 암에도 응용할 수 있다.

한의학에서는 각 약재 마다 5장6부에 쓰임이 정해져 있어 이를 귀경(歸經) 이라고 하는데 와송은 간(肝)과 폐(肺)에 해당된다. 그래서 간암과 폐암을 다스릴 수 있다. 치질 등으로 인한 동통과 출혈에 쓰여 대장암 에도 응용할 수 있는데 몸이 너무 허약하고 차가운 사람은 신중해야 한다.

● 황금(黃芩 *Scutellaria baicalensis Georgi*) ●

미고(味苦) 성한(性寒)

황금은 한약재 중에서 가장 대표적인 항균, 소염 작용을 나타낸다. 황금은 이외에 항알레르기 기능, 중추 신경과 심혈관에 작용하고 혈소판 응집을 방지하는 효능이 있고, 고지혈증 등에 청혈작용을 하고 간손상을 억제하고 이담작용을 한다. 미생물에 강력한 항균작용이 있고 혈압강하작용과 이뇨작용을 한다.

또한 항암작용으로 실험 결과 암의 전이 방지에 황금이 제일 효과적이었다는 보고가 있다.

암에서 제일 문제가 되는 것은 '암의 전이' 이다. 타 장기로 전이되는 것을 방지할 수 있다면 고통을 줄이고 생명을 연장할 수 있다. 암이 혈관을 형성하여 타 장기로 전이하는 과정을 억제하는 종양항혈관형성(Antiangiogenesis) 반응 실험 결과 황금의 억제력이 제일 높았다(압각련, 홍화, 현삼, 황금, 호장근, 포공영중에서).

황금은 백혈병 세포에 있는 세포독에 반응한다.

임상적으로 간암, 폐암 등에 활용되며 또한 항염효과가 뛰어나 종양수반 증후군 중 구강건조증, 구내염 등에 활용된다.

최근의 연구 결과로 옛 문헌에는 암에 대한 기록은 찾아 볼 수 없지만 요즘 연구로 항암효능이 밝혀졌다.

● 쇠비름(馬齒莧 *Porutulaca oleracea L.*) ●

미산(味酸) 성한(性寒)

쇠비름의 전초(全草)를 약용으로 한다. 오행초(五行草), 오치현(烏齒莧)이라고도 하는데 밭에 있으면 잡초로 천대를 받지만 뿌리 채 씻어 말리면 좋은 약재가 된다. 쇠비름은 주로 밭에 자라는데 다른 잡초에 비해 생명력이 강하다. 특히 여름철에 뿌리를 뽑아 뜨거운 태양에 놓아도 쉽게 죽지 않고 뿌리를 내린다.

쇠비름은 그 성질이 차가워 더운 여름을 잘 견디는지 가뭄에 다른 식물은 시들한데 유독 싱싱하게 자란다. 정작 농부에게 필요한 작물은 비실한데 쇠비름만 왕성하게 자란다. 그런 질긴 생명력이 있어 약용으로 사용되는지 모른다.

옛날 외용약의 대표적인 고약의 원료로 사용되어 왔다. 농혈(膿血), 종루(腫瘻)를 다스린다고 기록되어 외부 종기, 종양에 사용할 수 있다.

또한 혈벽(血癖) 징벽(癥癖)을 주치한다고 하였으니 바로 종양을 치유한다. 또한 생즙을 마시면 반위(反胃, 위암)를 치료한다고 하였다.

몸이 냉한 체질은 신중히 사용해야 한다. 그래서 발효시키면 차가운 성질을 완화 시켜 장기간 복용할 수 있다.

환자들의 투병 수기는 참으로 처절한 극기과정이다. 눈물 날 정도의 투병생활을 소개하면서 이런저런 기능성 식품을 소개하는데 이 마치현이 등장한다. 발효된 마치현을 복용했다는 아주 자세한 소개는 주목할만하다. 마치현은 이처럼 문헌과 민간요법으로 항암효능이 있는 것으로 밝혀진 셈이다.

● 필발 (蓽茇, *Piper longum L.*) ●

미신(味辛) 성열(性熱)

후추과 식물인 필발의 미성숙 과수(果穗)로 돌출된 자루를 제거해 버리고 두부만 취하여 쓴다.

맛이 맵고(辛), 성질은 온(溫)하다. 중초(中焦)를 따뜻하게 하고 한(寒)을 없애며 기(氣)를 하강시키고 통증을 완화시키는 효능이 있다. 심복냉통(心腹冷痛)을 다스리고, 현벽(痃癖)을 치유한다.

현벽은 암의 원인 중 산증(疝症)에 해당하는 냉증으로 인한 종양을 의미하여 위장이나 대장 등 주로 소화기 암에 응용할 수 있는 약재이다. 암 뿐만이 아니라 몸이 냉하여 소화기가 예민하고 약한 체질인 사람에게 사용할 수 있다. 필발이 몸을 따뜻하게 하고 소화기능을 촉진하는 효능이 있어 주로 소화기 질환에 사용한다.

평소 손발이 차갑고 추위에 약한 체질이 쉽게 암에 걸린다고 했는데, 이런 경우에 사용할 수 있다. 주위에 암 환자분들을 관찰해 보면 확실히 유난히 추위에 약한 체질이 많다. 추위에 약한 것이 꼭 저항력이 약하다고 할 수 없지만 대체적으로 면역결핍으로 인한 암 발생을 초래한다.

이런 경우 필발이 속을 따뜻하게 하면서 내장의 덩어리를 풀어주는 효능으로 암에 적용할 수 있다.

필발의 성질이 따뜻하여 몸이 열한 체질은 신중히 사용해야 한다. 항암 효능이 있다고 모두에게 적용되는 것은 아니다. 각자 체질에 맞는 약재를 찾아야 한다.

● 호초(胡椒 *Piper nigrum L.*) ●

미신(味辛) 성열(性熱)

필발과 같은 후추과 식물인 호초의 과실을 약용으로 사용한다. 백색 보다 흑색(黑川椒)을 식용이나 약용으로 사용한다.

호초의 유효성분인 piperine이 매운 맛을 낸다. 호초는 매운 맛에 아주 열(熱)한 성질을 가지고 있어 우선 몸이 차가운 사람에게 적합하다. 매웁고 열한 성질이 강하여 많이 먹으면 오히려 해로울 수 있어 1회에 4gm 이상 먹으면 안된다.

어느 친구가 추어탕집에서 들깨가루를 넣는다고 잘못 알고 후추 가루를 넣어서 먹었다는 그 일화는 두고두고 이야기 거리이다. 얼마나 맵고 뜨거웠을까 생각할수록 웃음이 나온다. 하긴 암 예방 차원에서 건강식 먹은 것으로 위안을 삼으면 되겠지만 추어탕이 후추탕이 되었을텐데 그 맛이 어떻겠는가.

호초 0.1 gm을 삼키지 않고 입에 물고 있게 하면서 혈압을 측정하였더니 모두 수축기 이완기 혈압이 일시적으로 평균 15 mgHg 이상 상승하였다. 이처럼 호초는 신체에 강한 자극을 주는 작용이 있다. 그 강한 자극이 암 덩어리를 풀어주는 효능이 있다.

본초강목에 의하면 장위(腸胃)을 따뜻하게 하고, 반위(反胃)를 제거하고 배가 부풀고 차가운 덩어리를 풀어주는 효능이 있다. 반위가 현대의 위암에 해당하여 호초는 소화기 암을 다스리는 효능이 있다.

호초는 외국에서도 많은 연구가 진행되고 있다.

하버드의대 매사추세츠 종합병원 이삼완교수 연구팀은 인도산 후추에서 추출한 물질 'PL' (Piperlongumine)이 암세포 내에서 활성산소(유해산소) 작용을 증가시켜 암세포를 없애는데 탁월한 기능을 한다는 점을 발견했다. 관련 논문은 세계적인 과학저널 '네이처' 에 발표되었는데 논문에 따르면 이 교수팀은 하버드대와 매사추세츠공대(MIT) 공동연구소인 '브로드 인스티튜트 오브 하버드 앤드 MIT' 에서 천연물질들의 효능을 점검한 결과, 인도산 후추에서 PL을 발견했다. 또 천연물질인 PL 자체를 암환자에게 직접 사용하기 어려운 점을 감안해 이와 유사한 인공물질을 만들어 동물 실험한 결과 PL과 같은 효과가 나타났다. 이 교수는 "기존 항암제는 독성이 강해 정상세포까지 죽이는 부작용이 있었으나 PL의 항암성분은 암세포만 골라 죽여 다른 세포에는 영향을 주지 않는다" 며 "앞으로 말기 암환자나 희귀 암환자를 상대로 임상시험을 검토하고 있다" 고 밝혔다.

홍영권 서던캘리포니아대(USC) 교수는 이 교수팀의 연구결과에 대해 "기초과학분야를 다루는 네이처에서 항암제와 같은 약 개발에 관한 논문을 실은 것은 매우 이례적" 이라며 "향후 파급효과가 크다는 것을 의미한다" 고 말했다(2011.7.)

● 상산(常山 *Dichroa febrifuga Lour*) ●

미고(味苦) 신(辛) 성한(性寒)

학질에 쓰이는 약물로 소염 해열 작용이 강하다.

복수암에 현저한 억제작용이 있고 복수 간암, 근육암 등에 항암효능이 있다.

● 오매(烏梅 *Armeniaca mume Sieb*) ●

미산(味酸) 성평(性平)

완숙한 매실을 쪄서 말린 것을 약용한다.

구충효과와 항병균작용을 하는 오매가 자궁경부암 억제작용을 한다.

● 행인(杏仁 *Armeniaca vulgaris Lam*) ●

미고(味苦) 성미온(性微溫) 소독(小毒)

살구씨를 말하는데 주작용은 해수 천식 등 호흡기에 작용한다.

자궁경부암 억제 작용을 한다.

● 목과(木瓜 *Chaenomeles speciosa Nakai*) ●

미산(味酸) 성온(性溫)

신맛과 향이 강한 모과를 약용한다.

애를리히 복수암의 억제작용이 있다.

● 지유(地楡 *Sanguisorba officinalis L.*) ●

미고(味苦) 산(酸) 성한(性寒)

대표적인 지혈제이며 항균 소염작용을 한다.

자궁경부암 억제 작용을 하고 생명을 연장한다.

● 합환피(合歡皮 *Albiziajulibrissin Durazz.*) ●

미감(味甘) 성평(性平)

콩과식물인 자귀나무의 껍질을 약용하는데 여름에 분홍색 닭 벼슬같은 꽃이 핀다.

합환피에 함유된 다당체가 항종양작용을 한다.

● 황기(黃芪 *Astragalus membranaceus Bunge var*) ●

미감(味甘) 성온(性溫)

황기는 인삼과 같이 대표적인 기력을 보충하는 약재로, 여름철 삼계탕에 넣으면 맛도 깔끔하고 영양도 풍부해지는 보약이다.

면역력을 증진하여 일반인들에게는 자양강장제요, 환자들에게는 병을 극복할 수 있는 저항력을 촉진한다. 자연살해(NK) 세포를 촉진하여 암세포의 독성을 억제한다. 암환자가 항암제를 맞으며 지친 몸을 회복하는 황기를 복용하면 잘 극복할 수 있다.

임상적으로 암환자에게 가장 많이 활용되는 한약 중 하나로써, 주로 항암치료 중 효능 증대 및 부작용 감소를 목적으로 사용된다.

황기는 림포카인 활성 살해세포와 대식세포를 활성화 시켜 분해유도 및 세포유지 활성을 통해 암세포의 증식을 억제한다.

디에틸니트로소아민에 의해 유도되는 간세포의 발암을 그루타치온 전이효소의 형성을 억제시켜 간암을 예방한다. 또한 간암세포에 대한 항암효과와 폐암의 사망 위험성을 감소시키는 결과가 보고되었다.

● 흑대두(黑大豆 *Glycin max Merr.*) ●

미감(味甘) 성평(性平)

콩과식물인 대두(大豆)의 검은색 종자를 약용한다.

백혈병 세포의 생장을 억제한다.

콩은 에스트로겐 성분을 함유하고 있어 에스트로겐의 영향을 받는 암에 대한 연구가 많이 진행되었다. 일반인의 경우 콩 섭취가 유방암을 감소시키고 특히 아시안인과 폐경후 여성에서 그 효과가 더 클 것으로 짐작한다. 우려하고 있는 콩 섭취가 유방암환자에게 해가 되지는 않은 것으로 보고 있다. 일부연구는 유방암 재발 감소와 콩 섭취가 관련이 있다고 보고 있다. 하지만 아직까지는 에스트로겐 관련 암 경험자에게 연구가 많이 이루어진 것이 아니라서 명백한 결론을 내리기는 곤란하다.

● 감초(甘草 *Radix Glycyrrhizae Uralensis*) ●

미감(味甘) 성평(性平)

감초의 주성분인 글리시린산(glycyrrhizin acid)이 항종양작용을 한다. 위암, 복수형 간암, 골수암에 항암작용을 하고 자궁암, 직장암, 방광암의 항암치료시 심한 부작용을 감소시키는 효능이 있다.

● 보골지(補骨脂 *Psoralea corylifolia L.*) ●

미신(味辛) 고(苦) 성온(性溫)

파고지(破古紙)라고도 하는데 보골지에 함유된 많은 성분이 항암작용을 한다. 보골지의 bavachalcone 성분이 항암 효과를 나타내는데 특히 폐포상피세포암의 현저한 억제작용을 한다.

● 갈근(葛根 *Pueraria lobata Ohwi*) ●

미감(味甘) 신(辛) 성평(性平)

칡뿌리를 약용하는데 급성 백혈병을 억제하는 작용을 한다. 종양세포를 직접 살해하는 작용을 한다.

● 고삼(苦蔘 *Sophora flavescens Ait.*) ●

미고(味苦) 성한(性寒)

고삼의 matrine 성분이 근육암에 현저한 억제 작용을 하고, 자궁경부암 복수암 등에 일정한 억제 작용을 한다. 또한 백혈병의 증식능력을 현저히 떨어트린다.

● 산두근(山豆根 *Radix sophorae tonkinensis Gagnep*) ●

미고(味苦) 성한(性寒) 유독(有毒)

고삼과 같은 마트린 성분이 선택적으로 종양 살상 작용을 한다.

● 호로파(胡蘆巴 *Trigonella foenum-graecum L.*) ●

미고(味苦) 성온(性溫)

임파 세포 백혈병에 항암 활성 작용을 한다. 주로 백혈병에 유효한 항암제이다.

● 녹두(綠豆 *Vigna radiata R. Wilczak*) ●

미감(味甘) 성한(性寒)

고지혈증 동맥경화증을 다스리는 녹두에 함암성분이 있다. 간암 폐암과 백혈병 세포의 생장을 억제하는 작용을 한다.

● 파두(巴豆 *Croton tiglium L.*) ●

미신(味辛) 성열(性熱) 대독(大毒)

자궁경부암, 에를리히복수암, 임파세포성 백혈병에 유효하고 피부암을 퇴화시키고 진행을 지연시킨다.

● 피마자(蓖麻子 *Ricinus communis L.*) ●

미감(味甘) 신(辛) 성평(性平) 소독(小毒)

아주까리 씨앗을 약용하는데 주로 사하(瀉下)작용이 있어 소장에 작용한다.

폐암의 억제작용을 하고 복수암에도 현저한 효과를 나타낸다. 또한 백혈병의 생명을 연장하고 위암세포의 선택적인 살상작용이 있다.

● 지실(枳實 *Citrus aurantium L.*) ●

미고(味苦) 신(辛) 미한(微寒)

인체의 골수나 비장 같은 정상 조직에는 영향을 끼치지 않고 유선암, 결장암, 간암의 DNA 합성을 비교적 강하게 억제한다.

● 백선피(白鮮皮 *Dictamnus dasycarpus Turcz*) ●

미고(味苦) 함(鹹) 성한(性寒)

백선피의 무색 투명한 액체에 항암 유효 성분이 있다.

● 저근백피(樗根白皮, *Ailanthus altissima Swingle*) ●

미고(味苦) 삽(澁) 성한(性寒)

저근백피는 한방에서 대표적인 지혈제로 자궁출혈, 장출혈 등에 사용한다.

껍질에 함유된 chaparrinonedl 이 항암작용을 한다. 코와 인후암과 백혈병에 현저한 항암작용을 나타낸다. 소화기가 차가운 사람은 신중히 사용해야 한다.

● 오배자(五倍子 *Rhus chinensis Mill*) ●

미산(味酸) 삽(澁) 성한(性寒)

호흡기가 약해 오래된 해수와 위출혈, 비출혈에 쓰이는 오배자가 항암효과가 있다.

주로 백혈병에 항암 활성 작용을 한다.

● 대추(大棗 *Ziziphus jujuba Mill*) ●

미감(味甘) 성온(性溫)

대추는 중추신경 억제 작용으로 불면증에 안정효과가 있다. 잠이 쉽게 들지 않을 때 따뜻한 대추차를 마시면 수면에 도움이 된다. 주로 위 기능을 강화하니 어린이 식욕부진에도 사용 할 수 있다.

항암효과로는 위암의 발생을 현저하게 억제하는 효과가 있다. 가족력으로 위암이 있는 경우 평소에 상복하면 암의 발생을 억제할 수 있다. 특히 대추의 성미가 따뜻하여 장기간 복용해도 좋고, 간 기능을 보호하여 피로회복에도 도움이 된다.

사상체질로는 소음인 약이니 전문 한의사의 조언을 구하기 바란다.

● 백렴(白蘞 *Ampelopsis japonica Makino*) ●

미고(味苦) 신(辛) 성미한(性微寒)

자궁 경부암에 90% 이상 억제효과가 있다.

● 목근피(木槿皮 *Hibiscus syriacus L.*) ●

미감(味甘) 고(苦) 성미한(性微寒)

무궁화 나무 줄기나 뿌리의 껍질을 약용한다. 껍질에 함유된 erythrotriol 성분이 암의 생장을 억제한다.

● 천화분(天花粉 *Radix Trichosanthis Kililowii*) ●

미감(味甘) 미고(微苦) 성미한(性微寒)

박과에 속하는 하늘타리의 덩이뿌리를 건조한 것으로 과루근이라고도 한다. 한방에서는 진액을 보충시키는 효능이 있어 소갈(당뇨병)에 혈당 강하작용을 한다. 당뇨병환자가 입이 마르면 이 천화분을 다려 마시면 혈당이 떨어지면서 입안에 침이 생긴다.

천화분의 단백질이 악성종양의 생장을 억제한다. 천화분 단백질이 폐암, 대장암, 골수암, 위암 등에 직접 살상작용을 한다.

● 산수유(山茱萸 *Cornus officinalis Sieb .et Zucc*) ●

미산(味酸) 성미온(性微溫)

산수유 꽃은 봄의 화신(花信)으로 남도에서 피기 시작하여 서서히 북쪽으로 개화한다. 특히 구례 산동마을 산수유꽃은 축제의 한마당을 맞이한다. 온 동네가 산수유 꽃으로 덮여 가히 노란 꽃이 장관을 이룬다.

남자 정력제로 알려진 산수유가 면역력 증강작용이 있고 자연살해(NK)세포를 증가시켜 임파선 종양 등을 억제한다. 산수유는 그 기능이 아래로 작용하여 간이나 골수암, 전립선암, 신장암에 유효할 것으로 사료된다.

● 가시오가피(刺五加皮 *Acanthopanax senticosus Harms*) ●

미미고(味微苦) 신(辛) 성온(性溫)

줄기에 가시가 있어 가시 오가피라 명명했는데 가시오가피의 근을 약용으로 사용한다. 줄기나 줄기껍질이 아닌 뿌리와 잎을 약용으로 사용해야 한다(根, 根莖, 莖葉).

가시오가피의 다당체가 복수형 간암에 직접 살해하여 수명을 연장한다. 백혈병에 면역력을 증진 암세포를 강력히 억제하는 작용이 있다.

● 인삼(人蔘 *Panax Ginseng C.A. Mey.*) ●

미감(味甘) 미고(味苦) 성미온(性微溫)

인삼의 다른 이름은 신초(神草)이다. 달리 더 이상 말할 필요가 없는 명약이다.

인삼은 항종양효과가 있는데 특히 간암의 억제와 예방에 유효하고 면역력을 촉진한다.

Malonyl ginsenoside 성분이 암세포에 직접 작용하여 암의 생장을 억제한다. 인삼이 항암작용을 하면서 항암제의 효력을 증진 시켜준다. 면역 기능의 조절작용과 질병에 대한 저항력을 증강하고 암의 생장을 억제한다. 인삼은 골수 핵산과 단백질의 합성과 대사를 촉진하고, 골수세포의 분열을 증식하고, 종양환자의 백혈구 수를 증가 시킨다. 또한 양방 항암제와 화학요법의 부작용 및 독성작용을 저하시킨다.

임상적으로 암성피로 개선, 항암제 부작용 감소 등 암환자 삶의 질 개선 목적으로 활용된다.

아무리 명약인 인삼이지만 신중히 사용해야한다. 인삼 사포닌은 유방암 세포의 여성호르몬인 에스트로겐 수용체를 활성 시킬 수 있으므로 호르몬에 민감한 암(유방암, 자궁암)에는 신중히 사용해야 한다. 또한 건강인에 대한 와파린과 인삼과의 약리역동 및 약력학적 연구에서 표준량의 인삼 섭취는 와파린에 대한 영향을 미치지 않았으나 출혈 위험을 상승시킬 수 있으므로 특히 수술 전에는 사용을 삼가야 한다.

특히 사상의학의 소음인 이외의 체질은 아주 신중하게 사용하거나 금해야 하므로 전문 한의사의 진단을 필요로 한다.

- 인삼잎(人蔘葉) - 역시 간암과 위암의 억제작용을 한다.
- 인삼꽃(人蔘花) - 비장의 자연살해세포(NK Cell)를 활성화 하여 종양세포를 살상하는 효능이 있다.

● 삼칠근(三七根 *Panax notoginseng F. H. Chen ex C. Chow*) ●

미감(味甘) 미고(微苦) 성온(性溫)

인삼과 같은 오가피과 식물인 삼칠의 뿌리를 약용한다.

삼칠근은 강한 지혈작용이 있고 혈소판응집과 혈전을 방지하는 효능이 있다. 또한 조혈기능으로 빈혈을 회복하고 심혈관에 작용한다. 체내에 나쁜 피인 어혈(瘀血)을 푸는 작용을 하는데 한의학에서는 악성종양인 암 역시 나쁜 핏덩어리로 판단하여 삼칠근을 항암제로 사용한다.

삼칠근은 동물실험에서 진세노사이드 Rb1이 종양세포 92% 억제한다. 간암세포 억제작용을 하는데 직접 세포막에 작용한다.

또한 폐암억제 효능이 있는 것으로 임상 보고되었다.

● 독활(獨活 *Angelica biserrata Yuan et Shan*) ●

미고(味苦) 신(辛), 성미온(性微溫)

소염 진통작용이 있어 관절염 신경통에 사용하는 대표적인 약재인 독활은 당귀와 같은 과(科)이다.

독활의 bergapten과 xanthotoxin 성분이 항암효과를 나타낸다. 대표적으로 자궁경부암에 유효하다.

● 당귀(當歸 *Angelica sinensis Diels*) ●

미감(味甘) 신(辛) 고(苦) 성온(性溫)

당귀는 피를 보(造血)하고 맑게(清血)하는 대표적인 약재로 한의원에서 많이 사용한다. 가정에서는 당귀차로 음용하고 여성들 대표적인 보약으로 우리 생활과 친근한 약재이다.

간암과 폐암의 생장을 39% 억제하고 부작용을 감소시킨다. 또한 백혈병세포의 용해작용을 한다. 당귀가 피를 맑게(活血)하는 작용을 하면서 징가(癥瘕) 적취(積聚)를 푸는 효능이 있어 항암작용이 있다. 당귀가 좋은 효능을 가지고 있지만 신생혈관 형성 촉진 효과가 있으므로 암환자가 장기간 당귀 복용은 신중해야 한다.

또한 에스트로겐 활성 효능 및 유방암 성장 효능이 있으므로 유방암 환자의 경우 사용시 주의해야 하고, 혈전용해 효능이 있을 수 있으므로 와파린 복용자나 수술 이전 환자에게는 금하는 것이 원칙이다.

● 시호(柴胡 *Bupleurum chinense DC*) ●

미고(味苦) 신(辛) 성미한(性微寒)

대표적인 해열 소염제이면서 매우 효과가 좋은 양질의 약재이다. 또한 손상된 간기능을 회복하고 면역력을 증진하는 효능이 있어 소화기와 심혈관의 기능을 회복한다. 시호에 함유된 saikosaponin이 암세포의 증식을 현저하게 억제한다. 간암, 자궁경부암, 췌장암에 효능이 나타나는 것으로 밝혀졌다.

임상적으로 간암, 유방암 등의 직접적인 치료를 목적으로 활용한다.

● 소회향(小茴香 *Foeniculum vulgare Mill*) ●

미신(味辛) 성온(性溫)

아랫배가 차가우면서 아픈 증상에 쓰는 약재이니 주로 대소장을 따뜻하게 하는 작용을 한다. 소회향의 다당체가 항암작용을 하여 대장암 등에 응용할 수 있다.

● 천궁(川芎 *Ligusticum chuanxiong Hort.*) ●

미신(味辛) 성온(性溫)

당귀와 함께 심혈관에 효능이 있는 약재로 방향성이 강하다.

천궁의 chuanxiongzine이 암의 전이를 억제한다. 또한 비장의 자연살해 세포를 활성화 한다. 방사선 손상을 경감시키는 효능도 있다.

● 강활(羌活 Notopterygium incisum Ting ex H.T.Chang) ●

원래 강활의 효능은 신경통 관절염에 소염 진통 작용이다.

자궁경부암에 일정한 항암효과가 있다.

● 건칠(乾漆, Rhus verniciflua Stokes) ●

미신(味辛) 성온(性溫) 소독(小毒)

요즘 항암제로 제일 애용되고 있는 한약재가 건칠이다. 옻나무 껍질 안에 함유된 진득한 성분(樹脂)을 약용으로 사용한다.

옻은 채취하면 나무를 몽땅 자르는데 곁 가지는 주로 사용하지 않는다. 굵은 본나무의 껍질을 벗겨 사용한다. 나무의 껍질 속에 들어 있는 액상의 성분이 약용으로 사용된다. 그래서 옻나무의 안쪽 하얀 부분은 약효가 없어 사용하지 않는다. 잔가지의 껍질 또한 유효 성분이 조금 함유되어 사용하지 않는다.

껍질의 수지(樹脂)가 약재이므로 옻 나무 껍질에 상처를 내어 흐르는 진득한 액체를 채취하여 약용으로 사용한다. 생칠속의 우루쉬올(Urushiol)이 laccase의 작용으로 공기중에서 산화하여 생성된 검은색의 resin양 물질이다.

옻은 아주 오래전부터 사용했던 약재로 신농본초경에 처음 수록되어있다.

옻을 채취하여 건조시킨 후 약재로 사용하는데 가공하여 사용한다. 한의학에서는 법제(法製)라고 하여 약성을 높이거나 완화하거나, 독성이 있는 약재는 중화시키는 과정을 말한다. 건칠은 반드시 이 법제 과정을 거쳐야한다. 건칠을 잘게 자른 후 가마솥에 넣어 연기가 나지 않도록 서서히 볶아서 사용한다. 생으로 바로 사용하면 독성 때문에 위장을 손상할 수 있기 때문에 반드시 가공 과정을 거쳐야 한다.

옻닭을 먹고 그 독성 때문에 고생하는 사람들이 많다. 옻의 강한 독성이 해독되지 않아 피부에 열독이 표출되어 심한 발적, 부종, 소양증 등을 유발한다. 옻독으로 고생하는 사람들 보면 그 고통이 심하고 지속된다. 필자가 젊은 한의사 시절 고향에서 개원한 적이 있는데 옻독으로 오랫동안 고생하신 그 할머니는 쉽게 잊을 것 같지 않다. 할머니는 무심코 옻나무를 땔감으로 아궁이에 불을 지폈는데 그 옻나무 독이 연기를 타고 할머니 몸에 침입했다. 옻을 다려 마신 것도 아니고 연기만 쏘였는데 그 독성이 피부를 통해 부작용을 일으켰다. 얼굴이 퉁퉁 부었고 심한 가려움증으로 잠을 잘 수 없었고 피부의 발열증상으로 고통이 심했다. 온 동네에 그 소문이 났지만 특효약이 없었고 기억으로 그 할머니는 1년 넘게 옻독으로 고생하셨는데 옻이 얼마나 극렬한 독성이 있는지 짐작할 경험이었다.

또 한 사례는 옻 술에 의한 부작용인데, 옻 순을 담근 술을 마신 경우이다. 옻 순은 4월경에 두릅순 나오듯 옻나무에 새순이 올라오면 부드러운 잎을 따서 고추장에 찍어 먹거나 건조해 두었다가 차나 술을 담가 마시기도 한다. 그 옻순으로 술을 담가 마시면 시원하고 깔끔한 맛이 역겨운 소주 맛을 상쇄시켜 마시기 좋다. 건강에도 좋고 마시기도 좋은 옻순술은 귀한 술로 전해왔다.

그런데 그 귀한 옻순 술을 마신 어느 사장님은 그날 밤 응급실로 가야만했다. 얼굴이 상기되고 두통이 발생하고 숨이차는 부작용이 나타나 서둘러 인근 병원 응급실로 갔다. 자초지종을 들은 당직의는 혈액검사로 간기능을 체크했는데 간기능을 나타내는 GOT GPT 수치가 매우 높게 나타났다. 옻의 독성이 간을 손상시킨 것 이다.

약용으로 쓰는 옻의 껍질도 아니고 옻 연기로, 연한 새순으로도 옻의 독성이 나타나니 얼마나 강하고 예민한 약재인가.

옻을 문헌에 찾아보면 모두 유독(有毒)하고 맛은 맵고(辛), 그 성질은 따뜻하다고 수록되어있다.

귀경(歸經)은 약이 5장 6부 어느 장기에서 주로 그 효능이 나타나는지, 어느 장기에 효과적인지를 나타나는데 옻의 귀경은 간(肝), 비(脾), 위(胃), 대소장(大小腸)으로 주로 소화기에 작용한다고 하였다.

그래서 옛날에 몸이 차갑고 소화기가 약한 사람이 옻을 다려 먹으면 추위를 이기고 속병이 없어진다고 하였다. 이는 문헌에 나타난 이론을 그대로 적용시킨 것으로 잘못 알려진 속설이 아니다.

옻의 함암효과에 대한 효능을 조사해 보자.

- 파어(破瘀) - 어혈 덩어리를 파괴하는 효능이 있다고 하였으니 암을 정상적인 덩어리가 아닌 찌거기로 여겨 부수는 효능이 있고
- 소적(消積) - 적취는 몸 안의 비정상적인 덩어리(mass)이니 바로 종양을 의미하여 항암효과가 있다. 오래되어 딴딴하게 맺혀진 적체(積滯)를 없애며

오랫동안 응결된 어혈을 제거한다.

여러 가지 항암효과가 있는 한약재가 있는데 요즘 특히 건칠을 많이 사용하는 이유는 무엇일까?

옻은 치료와 함께 면역력을 강화하는 효능이 있기 때문이다. 항암과 함께 면역력을 증진 시켜 치료와 보양을 겸하고 있는 효능 때문이다.

공보겸시(攻補兼施)라 했으니 질병을 공격하고 체력을 보충하는 효능이 있어 말기암 환자에게 효과적이다. 체력을 회복하면서 암을 치유하는 매우 이상적인 효능을 가지고 있다.

- 양정적자제(養正積自除) - 몸안에 좋은 기운을 양성하면 적 덩어리는 저절로 없어진다는 매우 심오한 한의학 이론이 있다. 이 이론에 충실한 효과를 나타내는 약재가 바로 옻칠이다

  옻의 체질을 살펴보면 옻이 뜨거운 성질을 가지고 있어 몸이 차가운 체질에 적합한 것으로 여겨진다. 몸에 열이 많은 사람보다 추위에 약한 몸이 냉한 체질에 더욱 효과적이다.
- 옻닭의 해석 - 여름철 대표적인 보양식은 보신탕과 삼계탕이다. 여름에 지친 몸을 추수리는데 선조들은 개와 닭을 즐겨 먹었다. 모두 고단백질에 몸을 따뜻하게 하는 성질의 음식이다. 여름에는 몸이 오히려 냉해지니 몸을 따뜻하게 하는 식품을 먹어야 몸에 유익하다. 그래서 여름엔 따뜻한 인삼을 넣은 삼계탕이, 겨울에는 차가운 성질의 메밀로 만든 냉면을 먹는다. 옻닭은 삼계탕보다 더 강하게 몸을 따뜻하게 한다. 삼계탕이 좀 순한 식품이라면 옻닭은 좀 강한 음식이다. 인삼보다 옻이 더운 성질이 훨씬 강하다. 강할수록 이익과 손해가 분명하다. 효과를 보면 확실히 좋아지는데 그렇지 않으면 확실히 건강에 해로운 부작용이 생긴다. 모 아니면 도다. 그래서 여름에 시내를 벗어나 산계곡가에 평상 놓고 먹는 옻닭의 향수는 우리들의 전통이었다. 계곡에서 더위를 피하면서 더위를 이기기 위해 옻닭을 먹었다.

  옻의 이런 독성을 가공하여 사용하면 질병을 치료하는 영약이 된다.

● 시엽(柿葉 *Diospyros kaki Thunb.*) ●

미고(味苦) 성한(性寒)

감나무 잎을 말하는데 이슬이 내린 후에 채취하여 약용으로 사용한다. 일반인들이 비타민이 많아 차로 마시는데 관상동맥 혈류량을 증대하여 혈액 순환을 돕는다.

또한 위 상피세포를 증식하고 암을 억제하는 작용이 있다. 평소에 차로 마시면 암의 예방에도 좋으나 그 약성이 차가워 몸이 냉한 사람이 장복하는 것은 신중해야 한다.

● 백수오(白何首烏 *Cynanchum wilfordii Hemsl.*) ●

미감(味甘) 미고(味苦) 성평(性平)

하수오는 흰머리를 검게 만드는 효능이 있다고 알려졌는데 항산화작용과 면역증진 효능이 있어 보약에 속하는 고급 약재이다.

백하수오는 주로 폐암에 효능이 있고 간암과 인후암에도 사용할 수 있다.

● 백화사설초(百花蛇舌草 *Hedyotis diffusa Wild*) ●

미감고(味甘苦) 성한(性寒)

면역기능을 촉진하면서 항균작용이 있다. 백혈병의 암세포 억제작용이 있다. 위암 식도암 직장암에 백화사설초, 의이인, 오약, 용규, 오매를 다려 마시면 좋다.

● 토사자(兎絲子 *Cuscuta chinensis Lam*) ●

미신(味辛) 감(甘) 성평(性平)

토사자는 성기능을 증강시키는 효능으로 대표적인 정력제이다. 피부암 발생의 현저한 억제작용을 한다.

● 자초(紫草 *Arnebia erythrorhizon Sieb.*) ●

미고(味苦) 성한(性寒)

뿌리를 약용하는데, 그 뿌리가 붉은 색을 띈다. 진도 홍주가 토속주로 유명한데, 그 홍주를 제조할 때 이 자초를 사용하여 술이 붉다.

자초는 원래 해열 진통 소염제로 사용하는데 병원미생물을 억제하는 효능이 있다. 위암, 식도암 세포의 생장과 분열지수를 억제한다. 또한 유방암의 발병율을 감소하는 작용을 한다. 또한 피부암에도 효능이 있다. 자초는 그 성미가 차가워 위장이 약하거나 쉽게 설사하는 사람들은 신중히 사용해야 한다. 자초를 좋은 보약으로 여기는 경우가 있는데 매우 잘못된 정보이다.

● 만형자(蔓荊子, *Vitex trifolia L.*) ●

미신(味辛) 고(苦) 성미한(性微寒)

자궁경부암 세포의 억제작용이 있다.

● 백소자(白蘇子 *Perilla frutescens Britt*) ●

미신(味辛) 성온(性溫)

임자(荏子)라고도 하는데 들깨를 약용으로 사용한다. 리노레인, 팔미트산이 많이 함유되어 있다. 주로 결장암의 발생율을 현저히 감소하는데 결장 점막을 활성화하는 작용을 한다. 또한 신장암에도 억제 작용을 한다.

● 자소자(紫蘇子, *Perilla frutescens Blitt. Var.*) ●

차조기인 자소엽의 씨앗을 약용으로 사용한다.

유방암, 결장암, 신장암에 항암작용을 한다.

● 하고초(夏枯草 *Prunella vulgaris L.*) ●

미고(味苦) 신(辛) 성한(性寒)

하고초는 갑상선과 유선(乳腺)에 직접 작용하는 대표적인 약재이다. 그래서 갑상선과 유방의 양성 악성 종양에 효능이 있고 염증에도 강한 소염작용이 있다.

● 단삼(丹蔘 *Salvia miltiorrhiza Bunge*) ●

미고(味苦) 성미한(性微寒)

붉은 색을 띄어 적삼(赤參)이라고 불리는 인삼만큼 고급약재이다. 원래 단삼은 심, 뇌혈관에 작용하여 심장의 기능을 활성화하고 관상동맥의 혈류량을 증가시키고 동맥경화증, 고지혈증을 치유하는 효능이 있다.

복수암의 생명을 연장하는 효능이 있고 간암, 육종암, 백혈병에 항암효과가 있다. 그런데 단삼이 암전이를 촉진하는데, 이는 암세포의 혈행(血行)을 촉진하기 때문이다. 단삼이 항암과 암발생 촉진의 양면성이 있다. 단삼 또한 당귀(當歸)와 같이 혈액에 작용하는 약재이므로 암질환에 신중하게 사용해야 한다.

● 형개(荊芥 *Schizonepeta tenuifolia Briq.*) ●

미신(味辛) 미고(微苦) 성미온(性微溫)

형개는 주로 감기에 해열 진통작용을 한다.

항산화작용과 면역력 증진효과가 있어 암세포를 억제하는 효능이 있다.

● 구기자(枸杞子 *Lycium chinense Mill.*) ●

미감(味甘) 성평(性平)

구기자는 오래 전부터 보약으로 쓰였는데 면역증강효과가 있고 노화방지 기능이 있기 때문이다. 그래서 구기자가 남성들 성기능을 도와 장복하면 나이들어도 청춘을 유지할 수 있는 약재로 알려졌다. 또한 간기능을 보호하고 혈당 강하작용이 있다.

구기자는 위암과 자궁경부암에 뚜렷한 억제작용이 있는데 암의 DNA합성을 억제하고 세포 재생능력을 감소하는 작용이 있다. 폐암의 경우는 종양의 생장을 억제하는 작용이 나타나지 않았다. 구기자는 돌변작용을 억제하는 작용이 있는데, 억제율이 8,90%에 달해 암의 예방에 효과적이다.

임상적으로 간기능 보호 및 방사선 치료시 의 부작용 감소를 목적으로 활용된다.

● 용규(龍葵 *Solanum nigrum L.*) ●

미고(味苦) 성한(性寒)

자궁경부암에 항암효과가 있다.

● 건지황(乾地黃 *Rehmaunia glutinosa Libosch.*) ●

미감(味甘) 고(苦) 미한(微寒)

지황을 밭에서 채취하면 생지황이고, 이를 껍질을 벗겨 말리면 건지황이고, 또 건지황을 술에 9번 찌는 가공과정을 거치면 숙지황이 된다.

건지황의 다당체가 폐암과 간암에 유효하다. 비장의 자연살해세포(NK cell)의 억제작용이 있다. 세포의 면역 기능을 증강시켜 항암 효과를 나타낸다.

● 청대(靑黛, *Isatis indigotica Fort. Bremek*) ●

미함(味鹹) 성한(性寒)

청대의 indirubin 성분이 항암효과를 나타낸다. 폐암 억제율이 43%에 이른다. 또한 골수성 백혈병에 유효한 항암작용이 있고 유방암에도 일정한 항암작용이 있다.

만성골수성 백혈병(CML)에 청대를 평균 4개월 복용한 86례에서 완치 22례, 부분치료 27례, 변화 22례, 무반응 15례로 82%의 유효율을 나타냈다.

암환자의 항암과 방사선치료시 청대를 복용하여 부작용과 고통를 줄이고 치료과정을 단축하였다.

청대는 주작용이 항암으로 한방 암센터 등에서 많은 연구가 진행되고 있는 약재이다.

청대는 그 성질이 차가워 소화기가 약하고 차가운 사람은 신중히 사용해야 한다.

● 인진(茵蔯 *Artemisia capillaris Thunb.*) ●

미미고(味微苦) 미신(微辛) 성미한(性微寒)

인진은 단방약으로도 많이 사용하는 친근한 약재로 이담(利膽)작용과 간을 보호하는 보간(保肝)작용이 있다. 내장지방이 많거나 과음 등으로 생기는 지방간을 치유하고 간염에도 효능이 있다. 건강식품으로 환으로 만들어 시판되기도 하는데 차가운 성미가 있어 체질따라 장복은 피해야 한다.

인진이 종양세포의 증식을 직접 살해하는 작용을 한다. 또한 간암의 예방에도 효능이 있다.

● 자원(紫宛 *Aster tataricus L. f.*) ●

미고(味苦) 신(辛) 성온(性溫)

자원은 원래 호흡기에 작용하는 약물로 대표적인 진해 거담제이다.

자원의 astin A, B, C 성분이 악성종양의 생장을 억제하는 작용을 한다.

● 백출(白朮 *Atractylodes macrocephala Koidz*) ●

미고(味苦) 감(甘) 성온(性溫)

백출은 소화기 계통에 작용하는 대표적인 약재로 위궤양 예방과 장관(腸管)운동의 영향, 보간(保肝)작용, 이담작용을 한다.

면역력을 증진하고 항산화 작용을 하며 항암작용이 있다. 육종, 에를리히 복수암, 임파선암 등에 항암효과가 있다. 복수암 등 복수를 다스리는데 이뇨작용이 있기 때문이다. 암세포의 증식률을 강하시키고, 암조직의 침윤성을 감소시켜 암의 전이를 방지하는 효능이 있다.

● 포공영(蒲公英 *Taraxacum mongolicum Hand*) ●

미고(味苦) 감(甘) 성한(性寒)

민들레 잎과 뿌리를 약용으로 사용하는데 항병원미생물작용으로 항균, 소염작용이 강한 약물이다.

포공영은 근래에 항종양효과가 있는 것으로 알려져 여러 종류의 암에 사용하고 있다.

민들레를 생즙으로 복용하는 경우가 있는데 약 성분에 차가운 성질이 있어 몸이 냉한 사람은 반드시 말려 다려서 조금씩 마셔야 한다. 다려 먹거나 생 민들레를 데쳐 나물로 먹어도 무방하지만 생즙은 체질 따라 복용해야한다. 아무리 좋은 약도 그 성미에 따라 복용해야 부작용을 피할 수 있고 효과를 볼 수 있다.

임상적으로 폐암, 간암, 유방암에 대한 직접적인 치료 목적으로 활용된다.

● 창이자(蒼耳子 *Xanthium sibiricum Patrin.ex Widder*) ●

미고감신(味苦甘辛) 성온(性溫)

자궁경부암 세포 억제율이 50~70%로 나타났다.

● 총백(葱白 *Allium fistulosum L.*) ●

미신(味辛) 성온(性溫)

백합과식물인 파의 흰 부분과 뿌리를 약용으로 사용한다. 매운 맛이 있어 몸살 감기에 파뿌리를 다려 마시면 땀이 나면서 몸이 가벼워져 단방으로 사용하였다. 발산, 항균작용이 있어 감기에 유효하다. 구충제로도 사용되는데 유아들에게 사용하였다. 총백은 소화액을 분비하고 위점막을 보호하는 효능이 있어 몸이 냉하고 소화력이 약한 사람에게 매우 좋다.

자궁경부암 세포 배양에 억제작용을 하는데 무려 90% 이상의 억제율이다.

무심코 감기나면 다려먹은 파뿌리가 이처럼 몸에는 유익하다. 파의 윗단 파란 부위가 아니라 아래 하얀 부위와 하얀 뿌리가 약용으로 쓰이니 앞으로는 파 모든 부위를 식용으로 사용해야 좋을 것 같다.

● 알로에(蘆薈 *Aloe vera L.*) ●

미고(味苦) 성한(性寒)

알로에는 항균, 항바이러스, 항곰팡이 효능이 있고 또한 암종양을 파괴하고 면역시스템을 향상시킨다. 일반적인 항암효과가 있어 암환자의 수명을 연장하는 작용을 한다.

● 천문동(天門冬 *Asparagus cochinchinensis Merr.*) ●

미감(味甘) 고(苦) 성한(性寒)

백혈병에 유효한데 천문동의 다당류가 항암 활성 성분이다.

● 토복령(土茯笭 *Smilar glabra Roxb*) ●

미감(味甘) 담(淡) 성평(性平)

토복령은 주 효능이 항암으로 간암에 현저한 억제 효과가 있고 방광암에도 활용할 수 있다.

● 수선화(水仙花 *Narcissus tazetta L.*) ●

미신(味辛) 성량(性凉)

일정한 항암작용이 있는데 근육암과 복수암에 사용할 수 있다.

● 담죽엽(淡竹葉 *Lophatherum gracile Brongn.*) ●

미감(味甘) 담(淡) 성한(性寒)

근육암에 43~45%의 억제율이 있지만 자궁경부암, 임파선암, 복수형암에는 억제율이 나타나지 않았다.

● 찹쌀 (稻米 *Oryza sativae L. var. glutinosa Natsum*) ●

미감(味甘) 성평(性平)

3년 이상 묵은 찹쌀을 사용하는데 복수형 간암에 일정한 항암효과가 있다.

● 빈랑(檳榔 *Areca catechu L.*) ●

미고(味苦) 신(辛) 성온(性溫)

구충제로 사용되며 위장 평활근 활동을 촉진하고, 장 연동운동을 증가시키며, 소화액 분비를 왕성하게 하고 식욕을 증가시킨다.

또한 에를리히(Ehrlich) 복수암에 현저한 억제작용이 있다.

● 천남성(天南星 *Arisaema amurense Maxim*) ●

미고(味苦) 신(辛) 성온(性溫), 유독(有毒)

대표적인 거담제로 약간의 독성이 있어 독성을 제거하는 가공과정을 거쳐 사용해야 한다.

폐암, 간암, 위암세포에 직접 살상하는 효능과 억제작용이 있다.

또한 자궁경부암에도 항암작용을 한다. 천남성 절편을 알코올로 추출하여 환부(암발생 부위)에 바르거나, 복용하여 임상실험 결과 현저한 항암효과가 나타났다. 247 사례에서 67%에서 효과가 나타났다.

● 반하(半夏 *Rhizoma Pinellieae ternatae Breit*) ●

미신(味辛) 성온(性溫) 유독(有毒)

생(生)반하는 최토(催吐)작용을 법제(法製)반하는 진토(鎭吐)작용을 하고, 진해거담작용이 강할 뿐만이 아니라 한의학에서는 여러 질병에 응용되는 매우 귀중한 약재이다.

간암, 근육암, 자궁경부암에 항암효과가 있다. 또한 만성골수성 백혈병의 종양세포 생장에 현저한 억제효과가 있다.

● 삼릉(三棱 *Sparganium stoloniferum Buch. Ham.*) ●

미신(味辛) 고(苦) 성평(性平)

삼릉은 아출과 함께 뭉친 조직 기관을 풀어주는 대표적인 약재이다. 한의학에서 적취, 현벽, 징가로 표현하는데 암 처럼 이상(異狀)적인 병적인 뭉치는 것을 풀어주는 효력이 있다. 삼릉이 자연살해 세포(NK Cell)를 활성화하는 작용을 하여 항암 효과를 나타낸다.

● 아출(莪朮 *Curcuma aeruginosa Roxb.*) ●

미신(味辛) 고(苦) 성온(性溫)

봉출(蓬朮)이라고도 하는데 삼릉보다 항암효과가 많다.

백혈병 및 복수형 간암 등 뿐만이 아니라 많은 암에 효과적이다. 섬유세포를 증식하고 면역반응이 나타나고 현미경상에 종양세포가 감소한다. 암세포에 직접 작용하여 종양을 직접 파괴한다. 임상상 아출 추출물을 종양에 직접주입하면 자궁경부암의 암덩어리가 소실되는 것을 확인할 수 있다. 임파선 침윤이 부분 소실되기도 한다. 아출의 항암작용은 암세포에 직접 작용하는데 면역반응 때문이다. 또한 암세포의 생장을 지연 시키고 방사선 치료의 효과를 42% 증가시키는 효과가 있다.

● 백급(白芨 *Bletilla striata Reichb.f.*) ●

미고(味苦) 감(甘) 삽(澁) 성미한(性微寒)

간암에 현저한 억제작용을 한다.

● 지렁이(地龍 *Pheretima aspergillum E. perrier*) ●

미함(味鹹) 성한(性寒)

구인(蚯蚓)이라고도 하는데 땅속의 용(龍)이라고 하였으니 그 이름이 참으로 크다. 20여년전 남자들 정력제로 알려지기도 했는데 호색가들의 호기어린 정보였을 것 이다. 남자들의 성기능에는 작용하지 않는다.

혈액응고를 막고 항혈전작용과 혈압강하작용 등이 있어 혈액, 혈관, 심장 등에 작용한다.

지렁이를 봄과 가을 사이에 잡아 내장의 불순물을 제거하고 건조하여 약용으로 사용하는데 섭씨 100℃로 20분 이상 끓이면 성분이 파괴된다.

종양의 생장을 억제하는 작용이 있다. 위암세포에 현저한 억제작용을 하는데 56℃의 물로 30분 끓여 복용한다. 위암 이외에 유방암, 식도암에도 유효하다.

소화기가 약하고 차가운 사람은 신중히 복용해야 한다. 좀 징그러운 동물이지만 몸에는 유익하다.

● 진주(珍珠 *Pinctada martensii Dunker*) ●

미감(味甘) 함(鹹) 성한(性寒)

탄산칼슘이 많이 함유하고 있는데 천연 진주 뿐만 아니라 2년 이상 양식한 진주를 가루 내어 건조하여 사용한다.

폐암에는 약간의 항암작용이 있지만 임파성 백혈병에는 현저하게 생존 기간을 연장시킨다.

● 방육(蚌肉 *Cristaria plicata Leach*) ●

미감(味甘) 함(鹹) 성한(性寒)

조개류 안에 있는 조갯살을 약용한다.

복수형 간암과 복수암에 현저한 항암효과가 있고, 폐암과 백혈병에도 유효하다. 자연살해세포와 종양세포의 살해 능력을 증진한다.

● 오적골(烏賊骨 *Sepiella maindroni Derochebrune*) ●

갑오징어 안에 있는 하얀 두꺼운 껍질을 약용으로 하는데 해표초(海螵稍)라고도 한다.

지혈제와 항궤양효과가 있는데, 골절된 골(骨)의 손상을 회복하는 효능이 크다.

근육암에 53~82%의 종양 생장 억제 효과가 있다. 복수형 근육암에 생존 기간을 연장시키는 효능이 있다.

● 오징어 먹물(烏賊魚腹中墨) ●

미고(味苦) 성평(性平)

면역 기능을 증진하여 거식세포를 활성화 한다. 기능성 자궁출혈에 유효하여 신경을 써서 출혈이 나타나는 경우 오징어 먹물을 사용할 수 있고 위궤양에도 효과적이다.

간암과 폐암의 종양세포에 살상작용을 한다. 에드리히 복수암에 현저한 억제효능이 있다. 먹물의 점액질이 이식성 섬유계통의 종양을 억제하거나 소실시킨다.

● 전갈(全蝎 *Buthus martensi Karsch*) ●

미신(味辛) 성평(性平) 유독(有毒)

사막의 독충인 전갈이 약재로 쓰인다. 악이 악을 구하고 독이 독을 치유한다. 이이제이(以夷制夷)의 원리이다.

종양에 현저한 감소반응을 나타낸다. 하지만 자궁경부암에는 효과가 나타나지 않고 대장암과 유방암 세포의 생장에는 현저한 억제 작용이 있다. 폐암의 경우 38~52%의 억제율이 나타났다.

독성이 매우 강하여 전문가의 정보와 주문에 따라야 제대로 효과를 볼 수 있다.

● 지네(蜈蚣 *Scolopendra subspinipes mutilans L.Koch*) ●

미신(味辛) 성온(性溫) 유독(有毒)

징그럽고 독성이 있는 지네는 옛날부터 한약재로 많이 사용되었다. 교통사고나 넘어져 생기는 나쁜 피인 어혈(瘀血)을 제거하는데 지네를 사용했다.

자궁경부암에 유효하고 백혈병에도 작용한다. 지네는 혈액에 직접 작용하기 때문에 백혈병에 더욱 효과적으로 여겨진다.

지네 역시 독성이 있어 머리와 다리, 꼬리를 잘라내고 몸통만 볶아 독성을 완화시키고 사용한다. 지네는 분말로 1회 0.5~1g, 다려서는 2~5g을 사용할 수 있는데 아무래도 독성이 있어 다려 복용하는 것이 무난하다. 물론 간염 등 간기능에 문제가 있으면 사용을 금해야 한다.

● 선퇴(蟬退, 蟬脫 *Crytotympana pustulata Fabr.*) ●

미감(味甘) 함(鹹) 성량(性凉)

매미의 허물을 약용한다. 한약재로 쓰이는 동식물 광물이 참으로 다양하다. 어찌 보면 혐오스런 약재도 많은데 그 효능이 있으니 훌륭한 한약재가 된다. 애를리히복수암에 항종양 항암효과가 있다. 선퇴가 암세포의 생장은 선택적으로 억제하는데 정상세포에는 영향을 끼치지 않는다.

● 백강잠(白殭蠶 *Bombyx mori L.*) ●

미신(味辛) 함(鹹) 성평(性平)

누에나방과 누에유충이 백강균에 감염되어 죽어 부패하지 않은 것을 건조한 전충이다.

백강잠에 함유된 Ammonium oxylate 성분이 근육암을 현저하게 억제하는 작용이 있다.

● 꿀(蜂蜜 *Apis cerana Fabr.*) ●

미감(味甘) 성평(性平)

꿀은 항균작용이 강하여 천연 방부제 역할을 하고 심혈관과 소화기계통에 효과적이다. 항균작용이 강하여 화상의 피부 상처에 효과적이고 위궤양 비염 등에도 항균 소염작용을 한다. 특히 한의학에서는 몸이 냉한 사람들에게는 꿀이 면역 기능을 증진하여 추천하는 식품이면서 약재이다.

동물실험에서 꿀이 종양의 생장을 완만하게 하고 생존 기간을 연장하는 작용을 한다.

꿀을 그냥 먹는 것 보다 끓여서 따뜻하게 복용하면 몸을 더 온(溫)하게 한다. 그래서 몸이 차가운 사람은 따뜻한 꿀차가 좋다.

● 봉독(蜂毒, *Vespa crabro L.*) ●

미신(味辛) 고(苦) 성평(性平) 유독(有毒)

벌의 꼬리에 있는 독선을 자극하여 독즙을 채취하여 약용하니 벌침이다. 독을 채취하여 1회용 주사기를 이용하여 근육 피하주사한다.

강한 소염 진통 작용으로 관절염, 신경통에 뚜렷한 효과가 있다. 옛날에는 벌을 큰 유리병에 담아 핀셋으로 날개를 잡아 환부에 벌을 쏘이게 하는 매우 전통적이고 세련되지 못한 방법으로 시술했는데 요즘은 정제 소독된 봉독 원액을 수입해 생리식염수로 희석(100~200배)하여 주사한다.

봉독의 멜리틴(melittin)이 종양 조직의 생장을 억제한다. 인체의 신진대사를 왕성하게 하여 종양의 생성을 억제하면서 간기능과 호흡기능을 활성화한다. 동물실험으로 종양을 일으킨 토끼에 봉독을 주입하니 종양이 부드러워지면서 종양 기저부가 반흔을 남기고 축소되었다. 또한 임상적으로 봉독이 결장암에 효능이 있는 것으로 보고되었다.

항암약침에 해당하는 알러젠제거 봉약침은 세포사멸을 유도시켜 악성흑색종, 폐암, 유방암 등의 성장을 억제시킨다.

봉독에 예민하거나 알레르기 환자 분들은 신중하게 사용해야 한다. 봉독은 피부 온도를 2~6℃ 상승 시켜 충혈 반점과 가려움증이 발생하는데 냉찜질 등으로 쉽게 안정시킬 수 있다.

● 노봉방(露蜂房, *Vespa crabro L.*) ●

미미감(味微甘) 성평(性平) 소독(小毒)

벌집을 약용하는데 급만성 염증에 소염작용을 한다. 노봉방은 꿀벌이 자신의 생존과 번식을 위하여 여러식물에서 뽑아낸 수지와 같은 물질에 자신의 침과 효소 등을 섞어서 만든 물질로 미네랄, 비타민, 아미노산, 지방, 유기산, 플라보노이드 등은 세포대사에 중요한 역할을 하며 테르팬류 등은 항암작용을 한다. 항염증, 항산화, 면역증진의 효능이 있다.

간암세포와 위암에 일정한 항암작용이 있는 것으로 보고되고 있고 임상가에서도 암환자들에게 처방하는 약재이다. 체내 면역력을 활성화하고 위암 성장 억제 효능이 있다.

말벌집이 최상품이다.

● 해삼(海參 *Stichopus japonicus Selenka*) ●

미감(味甘) 함(鹹) 성평(性平)

위암, 간암, 폐암, 유선암 등의 암세포 생장을 억제한다. 특히 유선암은 42%의 억제율을 나타냈다. 또한 폐암은 66%의 억제율을 나타냈는데 전이생장을 억제하는 작용이 있다. 백혈병 세포에도 억제 작용을 한다.

● 성게(海膽) ●

미함(味鹹) 성평(性平) 소독(小毒)

일식집에서 맛 보는 성게에 좋은 약성이 있다.

암세포의 성장 작용을 억제한다. 또한 심장질환 예방효과가 있다.

딱딱하게 뭉친 조직을 풀어주는(軟緊散結) 효과가 있어 악성종양인 암조직의 생성을 억제하여 암의 예방과 치료에 유효하다. 평소에 음식으로 조금씩 먹어도 좋을 듯 하다.

● 섬수(蟾蜍 *Bufo bufo gargarizans Cantor*) ●

미신(味辛) 성온(性溫) 유독(有毒)

두꺼비 귀뒤에서 분비하는 하얀 즙을 가공하여 사용한다. 일종의 독의 분비물이다.

원래 심혈관에 작용하여 강심작용, 혈압강하작용 등이 있다.

9가지 독성이 항암작용을 한다.

두꺼비의 항암작용에 대한 연구가 많이 진행되고 있다. 미국의 MD 앤더슨과 중국의 복단대학에서 공동으로 연구를 진행해 유명해진 두꺼비껍질 추출 항암주사제제인 화찬수는 췌장암, 간암 등에 대한 세포분열주기를 차단하는 세포주기 억제제에 해당한다.

● 별갑(鱉甲 *Trionyx sinensis Wiegmann*) ●

미함(味鹹) 성미한(性微寒)

자라 등(背甲)을 약용하는데 자음(滋陰), 보혈(補血)하는 대표적인 한약재이다

종양의 직경이 감소되고 중량이 경감된다. 복수암에 현저한 작용을 하고 장암에 92%의 억제율이 나타난다.

(별혈, 鱉血 - 자라의 신선한 피가 항암효과를 나타낸다)

● 오령지(五靈脂 *Trogopterus xanthipes Milne-Edward*) ●

미고(味苦) 감(甘) 성온(性溫)

하늘 다람쥐의 분변(糞便)을 말려 약용한다.

백혈병세포의 증식을 억제하고 백혈병 세포를 살상하는 작용을 한다.

● 저담(猪膽) ●

미고(味苦) 성한(性寒)

돼지 쓸개에 함유된 SBA-Na 가 백혈병세포의 증식을 억제한다.

돼지는 쓸개뿐만이 아니라 다른 장기 등도 항암효과가 있는 것으로 알려져 있다.

- 심장(猪心) - 간암과 백혈병의 종양 생장 및 전이를 지연시켜 생명을 연장한다.
- 간장(猪肝) - 손상된 간조직의 회복에 유효하며 간암세포의 생장을 억제한다.
- 비장(猪脾) - 종양 세포의 면역 기능을 일으켜 위암세포의 생장을 현저하게 억제한다.
- 신장(猪腎) - 암세포를 능히 억제한다.

● 녹용(鹿茸 *Cervus nippon Temminck*) ●

미감(味甘) 함(鹹) 성온(性溫)

오래 전부터 녹용은 좋은 보약으로 알려져 있는데 강장작용과 면역기능 증진작용으로 노화를 방지하는 영약이다. 또한 신경계통, 심혈관계통, 물질대사의 작용이 있는데 질병의 예방과 치료에도 뚜렷한 효과가 있어 한의원에서 많이 사용하는 약재 중 하나이다.

녹용의 다당체 성분이 항암 효과를 나타낸다. 면역기능을 증진 시켜 암의 전이를 억제한다.

- 녹각(鹿角) - 유방암의 생장을 억제한다.

● 사향(麝香 *Moschus berezovskii Flerov*) ●

미신(味辛) 성온(性溫)

사향노루의 배꼽에 붙어 있는 향주머니를 약용으로 사용한다. 우황청심원과 공진단의 향냄새가 바로 이 사향 냄새이다. 조금 들어가는데도 그 향이 강하고 효과가 좋다. 중앙아시아에서 서식하는 사향 노루에서 채취하여 중국, 소련 등지에서 수입한다. 요즘은 네팔산이 상품(上品)으로 유통되는데 구하기가 쉽지 않다. 사경을 헤매는 극한 증상을 호전 시키는 효과가 있어 영약(靈藥) 명약(名藥)으로 알려진 귀한 약재이다.

식도암, 위암, 결장암, 방광암의 종양세포를 억제하는 작용이 있다.

● 우골(牛骨 *Bos taurus domesticus Gmelin*) ●

미감(味甘) 성온(性溫)

소뼈를 약용으로 하는데, 고기를 발라 낸 모든 뼈(骨格)를 말한다.

자궁경부암과 간암에 유효하다.

- 우혈(牛血) - 복수암, 유방암에 유효하다.
- 우간(牛肝) - 시력이 떨어지면 소간을 먹었다. 소간이 간세포 생성인자가 있어 간기능을 보호하고 해독작용을 증대한다. 그래서 소간을 먹으면 간기능이 활성화 되어 눈에도 영양이 공급된다.
  이 고농도 간기능 생성인자(hepatocyte growth factor)가 암세포를 억제하는 작용을 한다.
  소간을 생으로 먹는 것은 매우 위험하여 삶아 먹는 것(煮食)이 원칙이다.
- 우담(牛膽) - 담즙산이 암에 일정한 치료작용이 있다. 간암세포의 증식을 억제한다. 또 다른 의견이 있는데 담즙산이 결장 직장암에 유관하다는 보고가 있다. 담낭을 제거하면 암발생 가능성이 높다. 담낭을 제거하면 담즙 농도에 이상이 생겨 장 세균을 자극하여 장암 발생과 유관하다는 보고이다. 그래서 담결석이나 심한 담낭염에 담낭을 제거하는 수술을 많이 하는데 신중할 필요가 있고, 소쓸개는 암에 대한 선과 악의 양면성이 있어 복용하지 않는 것이 좋겠다.
- 우황(牛黃) - 소의 담낭, 담도에 있는 결석을 말하는데 대표적으로 우황청심원에 들어가는 매우 귀한 약재이다. 우황든 소는 고기보다 우황 값이 더 나간단다.
  종양의 억제작용이 있다.

● 영양각(羚羊角 *Capra hircus Linnaeus*) ●

미고(味苦) 함(鹹) 성한(性寒)

산양, 면양의 수컷 뿔을 말하는데 해열, 진정, 진통 작용이 있다.

에를리히(Ehrlich) 복수암에 유효하다.

- 양간(羊肝) - 면역기능을 증진하여 항종양효과가 현저하게 나타난다. 말기암 환자에게 양간의 iRNA가 암의 생장을 정지시키는 작용을 한다.

참고문헌

강소신의학원. 중약대사전. 1997. 정담

고형균 외2인. 봉독약침요법. 2005. 경희대학교 출판국

곤도 마코토. 의사에게 살해당하지 않는 47가지 방법. 2013. 더난

국가중의약관리국. 중화본초. 1999. 상해과학기술출판사

김용수 심태경. 암치료의 기적을 부르는 3가지 방법. 2010. 들꽃누리

나구모 요시노리. 1일1식. 2012. 위즈덤스토리

나카야마 다케시. 나는 행복한 암환자입니다. 2008. 열음사

다비드 세르방 슈레베르. 항암. 2011. 문학세계사

다치바나 다카시. 암, 암과 생명에 관한 지적 탐구. 2012. 청어람미디어

대한암한의학회. 한의통합종양학. 2013. 군자출판사

에모토 마사루. 물은 답을 알고 있다. 2003. 나무심는사람

미국상원영양문제특별위원회. 잘못된 식생활이 성인병을 만든다. 2003. 형성사

박영숙외. 생활과 건강. 2013. 한국방송통신대학교출판부

샌드라 스타인그래버. 먹고 마시고 숨쉬는 것들의 반란. 2012. 아카이브

서울대학교암병원 암건강증진센터. 암 치료후 건강관리 가이드. 2013. 비타북스

신야 히로미. 병 안 걸리고 사는 법. 2012. 이아소

싯다르타 무케르지. 암:만병의 황제의 역사. 2011. 까치

아보 도오루외. 신면역혁명. 2012. 중앙생활사

안드레아스 모리츠. 암은 병이 아니다. 2014. 에디터

연세암센터. 암 치료에 꼭 필요한 암식단 가이드. 2011. 삼호미디어

참고문헌

이유미. 우리가 정말 알아야 할 우리나무 백가지. 2006. 현암사

중국본초도록편집위원회. 중국본초도록. 1988. 상무인서관

조종관. 한방임상종양학. 2001. 주민출판사

조종관 유화승. 암 전이 재발을 막아주는 한방 신치료 기술. 2009. 가림출판사

조종관 유화승. 한의학의 암 치료 기술 처방집. 2009. 의성당

조종관 유화승. 한의학의 암 치료 기술. 2006. 의성당

조종관 유화승. 역대 암치료선. 2003. 의성당

최원철. 말기암, 전통에 답이 있다 최원철박사의 고치는 암. 2011. 판미동

최희석. 암환자의 임상 사례집. 2003. 지성계

타이 볼링거. 암 자연치유 백과. 2013. 지웰

후나세 슈스케 콘크리트 주택에서는 9년 일찍 죽는다. 2004. 한국 목재신문사

후나세 슈스케 항암제로 살해당하다 1. 2. 3권. 2009. 중앙생활사

홍현표. 나는 암이 고맙다. 2012. 에디터

헬렌니어링. 헬렌니어링의 소박한 밥상. 2011. 디자인하우스

히다 가즈히꼬. 오링테스트와 고려수지침. 1992. 음양맥진출판사

히라이와 마사키. 암, 의사가 할 수 있는 것 환자만이 할 수 있는 것. 2002. 국일미디어